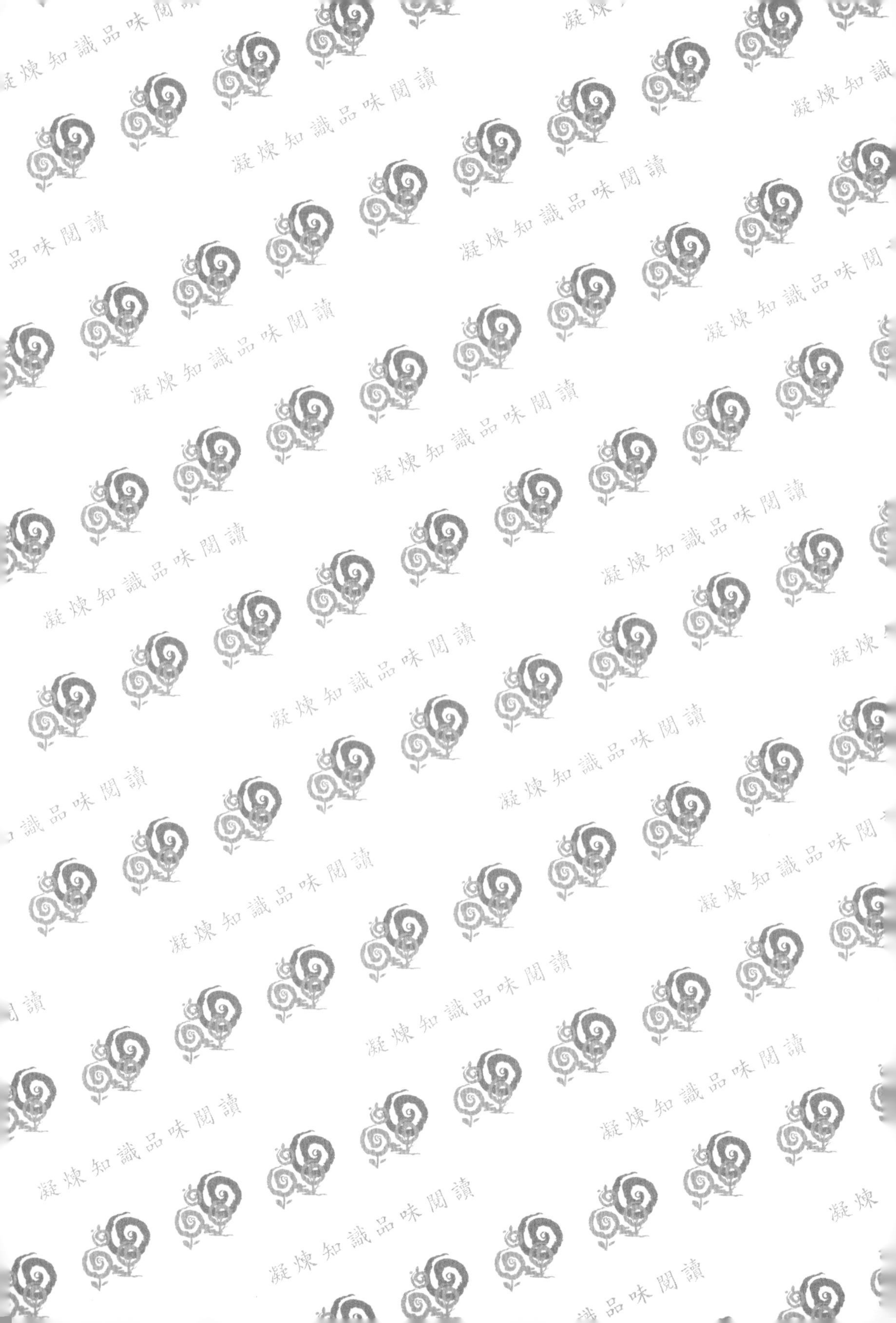
凝煉知識品味閱讀

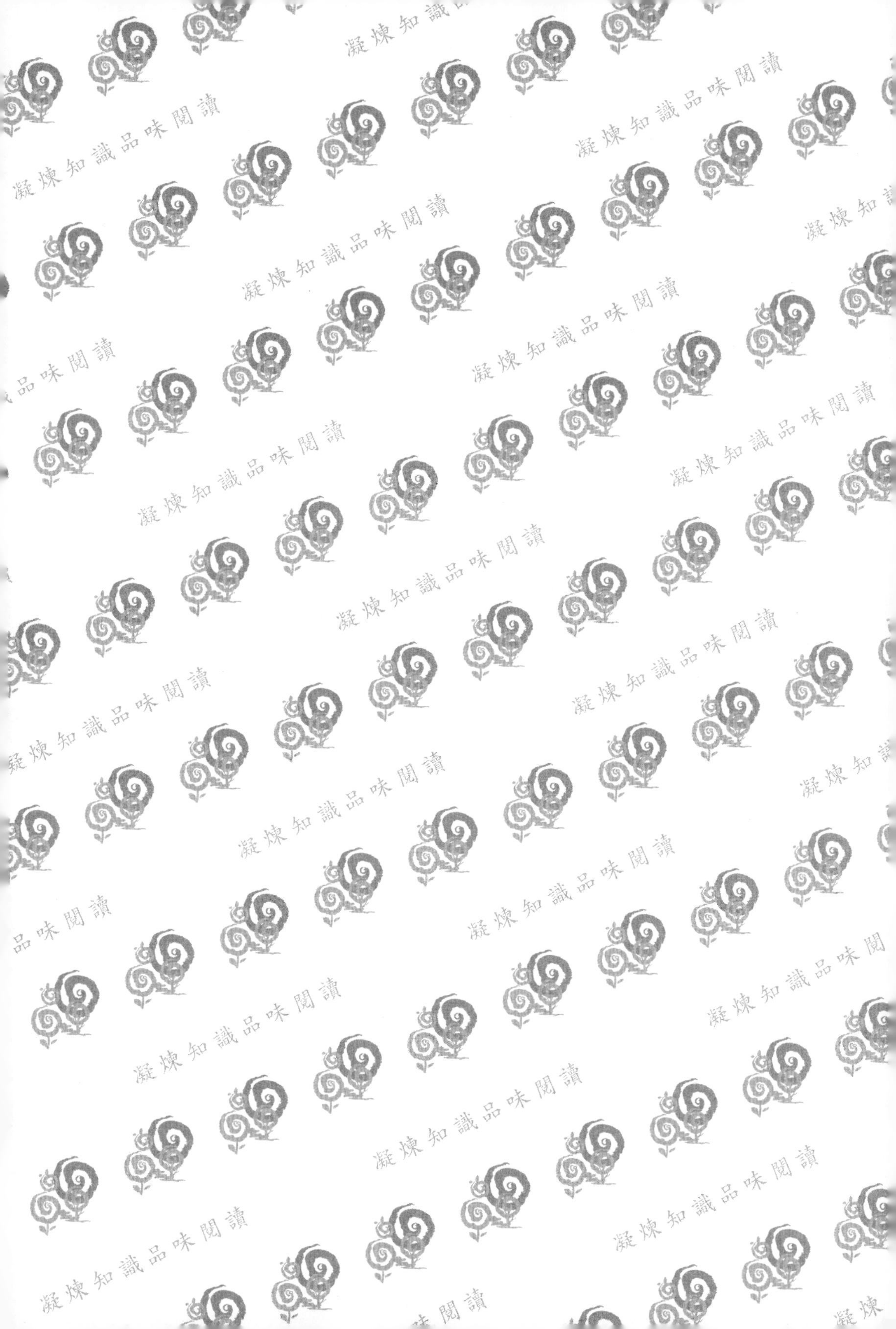

臨床眼疾病藥物學

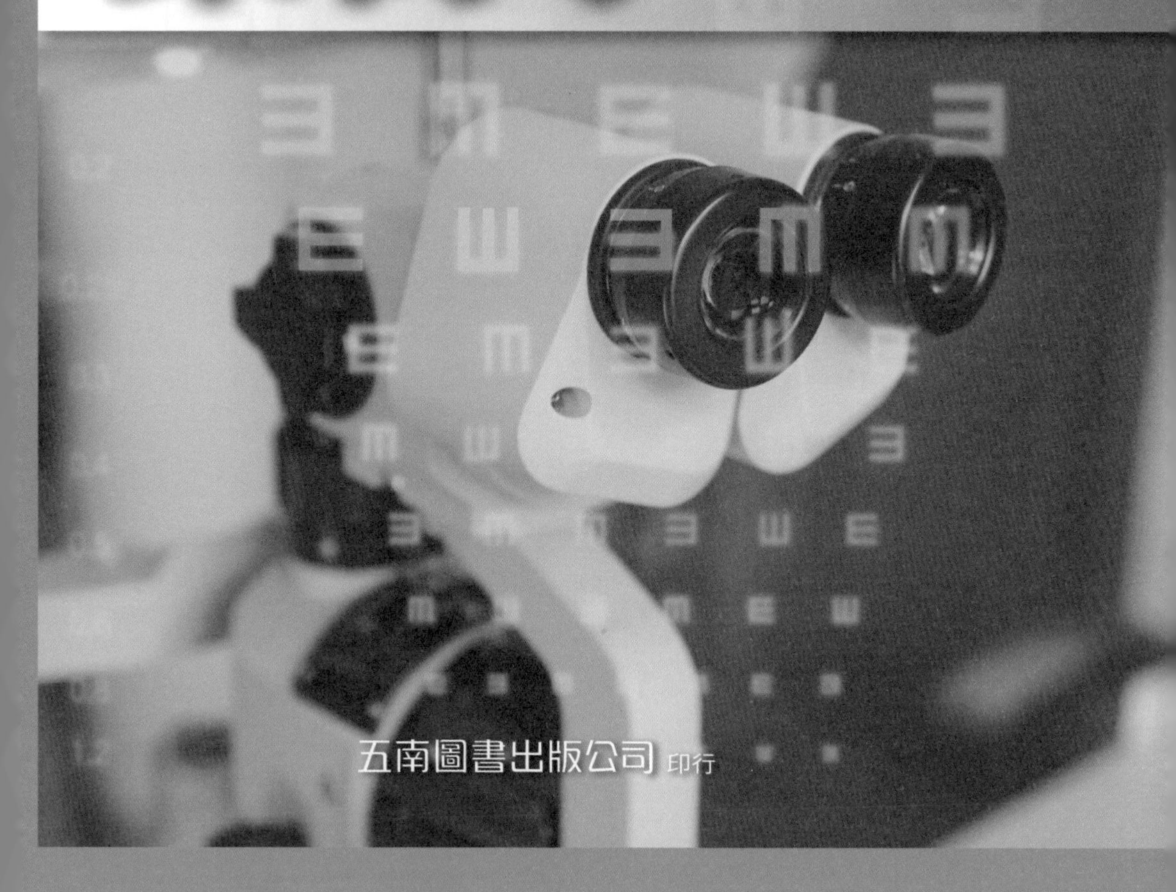

五南圖書出版公司 印行

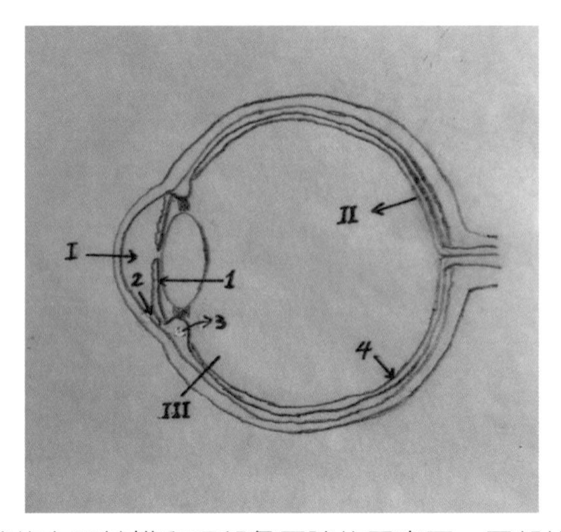

圖 1　此為眼睛的主要結構和眼部各屏障的示意圖。局部使用的藥物主要受到淚液膜的生理阻礙。角膜是藥物運輸到前房的主要路徑（I）。視網膜色素上皮和視網膜毛細血管內皮是全身給藥藥物的主要障礙（II）。玻璃體內注射是一種侵襲性策略，可以達到玻璃體（III）。給予的藥物可以透過擴散，穿過虹膜表面（1）或房水排出（2）。藥物可以由睫狀肌（3）透過擴散，進入前房，或通過血一視網膜屏障（4）從玻璃體中清除。

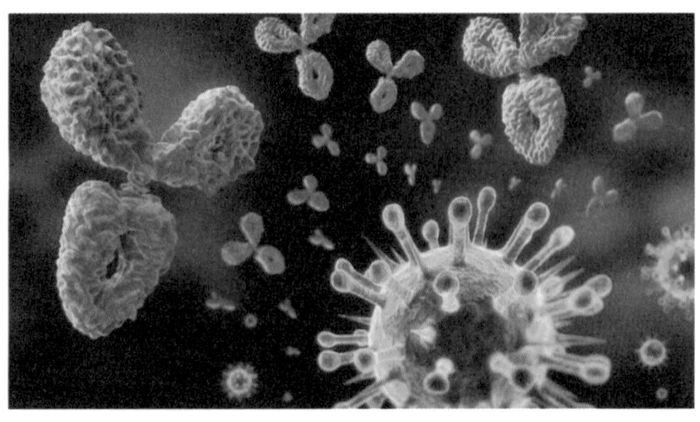

圖 2　COVID-19 病毒（綠）及單克隆抗體（monoclonal antibody）（藍）治療劑。

圖片來源（公共領域）：https://covid19.nih.gov/news-and-stories/nih-covid-19-treatment-guidelines

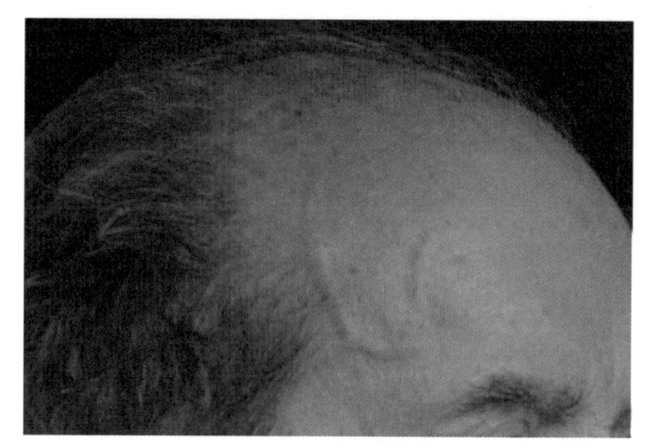

圖 3　顯示顳（太陽穴）血管突起

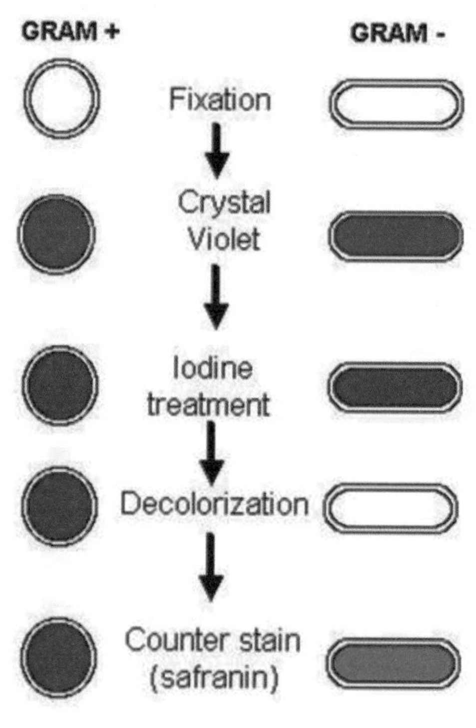

圖 4　革蘭氏染色程序示意圖

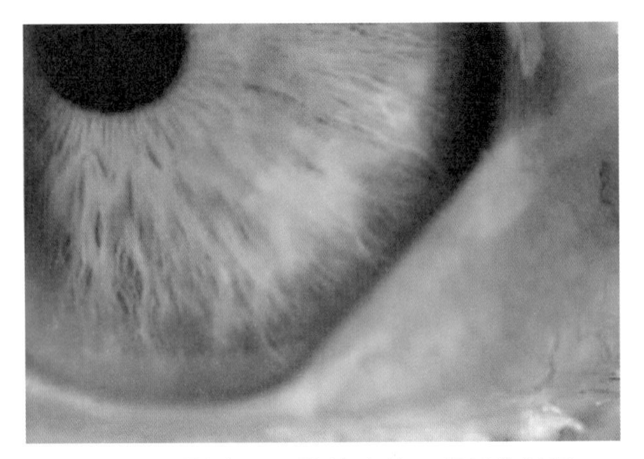

圖5　結膜鬆弛：3-5點鐘方位，多餘的結膜。

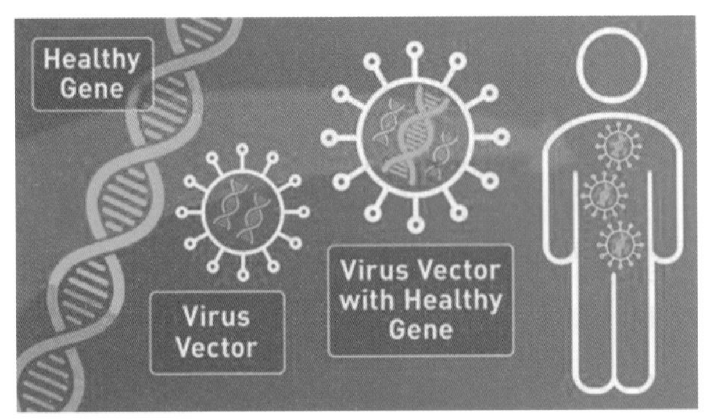

圖6　基因治療是將含有新基因的「載體 vector」植入人體，引發正常作用。載體是基因工程設計的，用於傳遞治療疾病所需的基因，是改造的無毒性的病毒。

圖片來源（公共領域）：美國 FDA[68]。

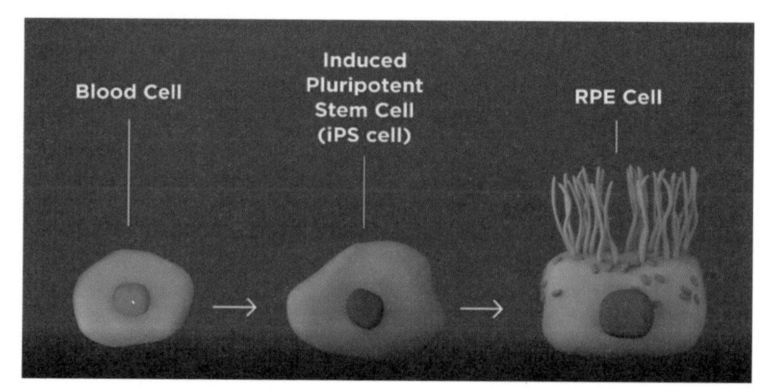

圖 7　此為幹細胞治療視網膜疾病之一例，採集病人自身的血球細胞，在實驗室中將其轉化為可成為身體任何類型細胞的 iPS 細胞。然後，將這些 iPS 細胞編程成視網膜色素上皮細胞（RPE cell），這種細胞在年齡相關性黃斑部病變的地理性萎縮形式中會提早死亡。

圖片來源（公共領域）【69】

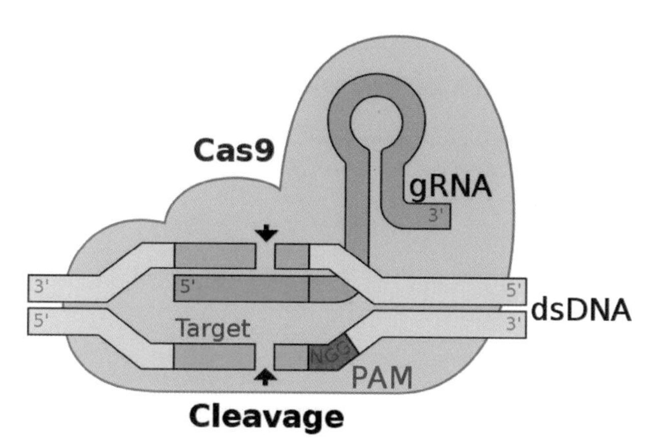

圖 8　Cas9 指一 nuclease 與人工合成的 gRNA（guide RNA）一起作業，gRNA 會尋找並與 dsDNA（double-stranded DNA）中的目標 DNA 結合，PAM（Protospacer Adjacent Motif）序列也是 CRISPR-Cas9 基因編輯系統中的重要組成部分。它是一個 Cas9 認得的短 DNA 序列，Cas9 會在其 5' 上流位置切割目標 DNA（即上圖的 cleavage），其後細胞會自動修正成正常 DNA ，或依基因編輯的目的，增加有用的 DNA，或去除無用的 DNA。

圖片來源（公共領域）：Marius Walter 提供—File:GRNA-Cas9.png, CC BY-SA 4.0, https://commons.wikimedia.org/w/index.php?curid=103390868

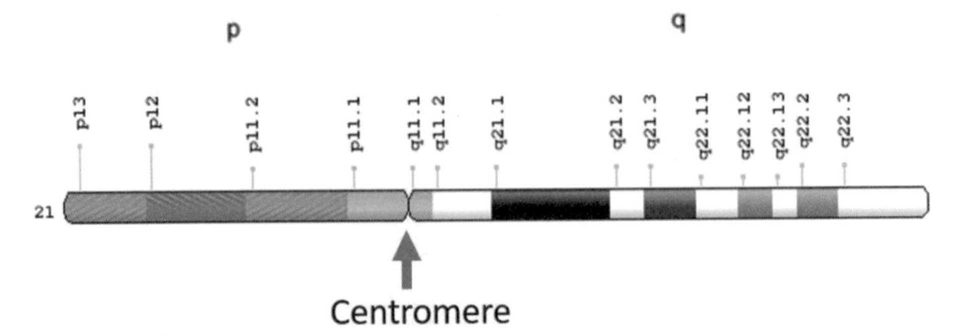

圖 9　顯示第 21 染色體的長（q）短（p）臂，以及從著絲粒（centromere）算起的條帶（band）碼。

圖片來源（公共領域）：https://ghr.nlm.nih.gov/chromosome/21#idiogram

Doctor's Name

ADDRESS
PHONE NUMBER

FOR__________ DATE__________

ADDRESS__________ AGE__________

Name of drug: Doxycycline

Amount of drug: 200 mg

Sig: i tab po bid x 14d

Refills ______ Dr.__________

Registration Number__________

Interchange is mandated unless the practitioner writes the words "No Substitution" In this space

圖 10　口服藥處方例

Drug Scheduling Guide
United States

Schedule I	Most potential for abuse and dependence No medicinal qualities Heroin, LSD, Marijuana Ecstasy, Peyote
Schedule II	High potential for abuse and dependence Some medicinal qualities Vicodin, Cocaine, Meth, OxyContin, Adderall
Schedule III	Moderate potential for abuse/dependence Acceptable medicinal qualities Doctor's prescription required Tylenol with Codeine, Ketamine, Steroids, Testosterone
Schedule IV	Low potential for abuse and dependence Acceptable medicinal qualities Prescription required - fewer refill regulations Xanax, Darvon, Valium, Ativan, Ambien, Tramadol
Schedule V	Lowest potential for abuse/dependence Acceptable medicinal qualities Prescription required - fewest refill regulations Robitussin AC, Lomotil, Motofen, Lyrica

Source: United States Drug Enforcement Agency

圖 11　美國藥物管理局（DEA）的藥物分類

Doctor's Name

ADDRESS
PHONE NUMBER

FOR________________________ DATE____________

ADDRESS____________________ AGE____________

Name of drug: Ciloxan 0.3%

Amount of drug: soln 5 ml

Sig: i gtt q2h OD ×3d qid ×5d

Refills ×1　　Dr.________________________

Registration Number________________

Interchange is mandated unless the practitioner writes the words "No Substitution" In this space

圖 12　眼藥處方例

Doctor's Name

Address

PHONE NUMBER

FOR________________________________ DATE__________

ADDRESS________________________________

Rx		SPHERICAL	CYLINDRICAL	AXIS	PRISM	BASE
D.V.	O.D.	-1.50	-0.50	180		
	O.S.	-2.00	-0.75	150		
N.V.	O.D.	+1.50				
	O.S.	+1.50				

REMARKS________________________________

DR.________________________________

圖 13　眼鏡處方例

推薦序

Knowledge is Power! 隨著醫學研究的突飛猛進，專業人士應該不斷地透過持續學習，吸取新知來強化自我專業知識與技能，提供患者與時俱進最好的醫療服務。

多年前，很榮幸有機會認識鄭宏銘教授。鄭教授任教美國哈佛大學眼科多年，並曾任新加坡眼科研究所主任，特別回臺灣奉獻自己的專長，推動視光專業發展。鄭教授回美國後仍關心臺灣，花了幾年的時間，陸續完成四本成套的專業書籍，與臺灣眼科及相關照護者分享。最新發表的是《臨床眼疾病藥物學》。雖然驗光人員不似醫師或藥師須對藥物要有深度了解，但是若有基礎知識，了解藥物對眼睛的影響，可以讓驗光人員於驗光、配鏡及驗配隱形眼鏡時，更能適當的處理患者的不同狀況。鄭教授有深厚的視光與眼科的背景，正是寫這本書的最佳人選，讓臺灣的驗光人員對眼睛相關藥物有基本的了解，對臨床眼科醫師也是非常好的參考，更可讓讀者對美國視光師制度有更深的認識。

鄭宏銘教授知識淵博，期待讀者們收穫滿滿。並感謝教授以傳承之心，精心撰寫，不吝嗇分享自己的知識與經驗。

廖思婷
美國視光師（O.D）

作者序

臺灣眼疾病醫療可以説是已達先進國家水準[1]，逐漸變成從眼睛保健第一防線的視光教育出身的驗光師、第一線治療的眼科醫師、公私立醫院眼科，到設備齊全的大醫學中心眼科都能提供高品質的察覺、轉介、診斷和治療服務。而且臺灣的視光領域在近年來迅速發展，除了提高眼疾病教育程度外，也包括使用新式的眼部測量和影像儀器。臺灣的眼科專科也在發展許多特殊領域，如雷射治療、微創手術、青光眼處理、視網膜手術等。最大的優點是普及率高，雖然眼科照護人力資源還是有城市與偏鄉分布不均的情況，但視覺和眼科檢查已經逐漸成爲許多民眾定期健康檢查的一部分。

然而，隨著人口老化和眼部疾病發生率的增加，視光、眼科照護和醫療，還是面臨挑戰。所以臺灣的眼疾病醫療界，不能自滿，需要繼續探索新的檢驗方法和相關科技，以提高治療效果，並且建立更緊密的醫療保健體系，從視光到眼科各專科合作，初診轉診順序作業，以滿足日益增長的眼睛健康的醫療需求。

眼科藥物是治療各種眼部疾病的關鍵。這些藥物有不同的形式，例如眼藥水、軟膏、凝膠、口服劑和注射劑。正確使用眼科藥物需要全面了解可用的藥物類型、作用機制、副作用以及適當的使用。此外，病人必須與醫師交流，學習並接受如何正確使用藥物，以及在使用中預期到什麼結果。

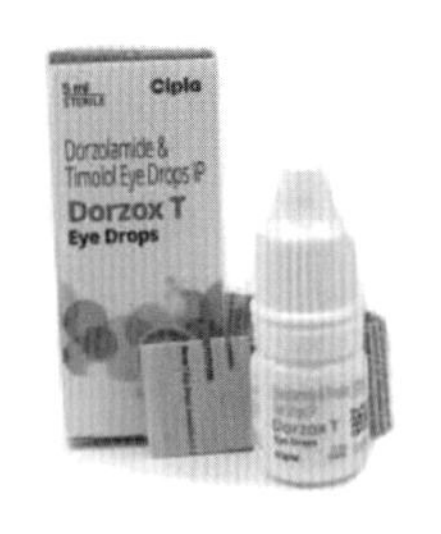

本書旨在全面介紹各種眼科藥物，以及在治療常見眼疾病中的應用。涵蓋不同類型的眼科藥物的藥理學、適應症、禁忌症、不良反應，以及適當的療程。書中的藥名、疾病名，除了舊有的中文譯名外（例如 conjunctivitis 爲結膜炎、penicillin 爲青黴素等），目前並無統一命名，因此本書的藥名、化學物名，均以英文爲準，疾病名則是中文附加英文翻譯，讀者如有需要，可自行從網路上的翻譯程序求解。此外本書也不提供眼藥的包裝圖，因爲除瓶蓋顏色不同外，藥瓶及說明書均裝在同一印有廠商名、藥名及成分的紙盒（如上圖），大同小異，而且各廠商之網站均有圖像可以瀏覽。

又，本書的藥物與療程，雖然是來自筆者在美國麻州的臨床經驗，並引用他人已經出版的論文、書籍以及後續教育課程，但是臨床醫師都知道實際的病人病情各不相同，對治療的反應自然也會有差異，所以本書引用一般同類書籍的但書，曰：「資料雖是豐富，但僅爲參考之用」，主治醫師仍需依自己的判斷，調整給藥劑量以及治療時間。

鄭宏銘

完稿於 2023 年 11 月 7 日，波士頓，麻薩諸塞州，USA

前言

孫子·謀攻有云：「知彼知己者，百戰不殆」，所以我們應該先看看臺灣流行的眼疾病，才能成功的節省資源、重點處理。從私人診所到醫學中心，都應該準備可能面對的一般科病人或專科化的看診。

眼疾病大致可以分成慢性及急性兩大類。

以下是一些臺灣的慢性眼疾病的例子，主要成因與老年人人口快速增加有關：

白內障：隨著年齡的增長，水晶體逐漸變渾濁，使視力逐漸變得模糊，這是一種不能避免的老年性退化。根據 2018 年臺灣衛福部統計，白內障是臺灣眼科診所最常見的眼疾，與年齡相關的白內障占 90.7% 的病例，而早發型白內障（EOC, early onset cataract）占 9.07%。EOC 的發病率逐年上升【2】，即呈現年輕化的趨勢。在 2001 年，40 歲以上成年人的白內障盛行率爲 12.2%；到 2013 年，這個數字已經增加到 15.1%，增加的原因可能包括人口提早衰老化、曝露於陽光下的時間增加，以及抽菸等等外在因素。在臺灣，約有 100 萬人因白內障而失明或視力受損。但是白內障手術是一種安全有效的手術，可以恢復白內障病人的視力。臺灣每年進行約 12 萬次白內障手術【3】。

青光眼：這種常見的眼疾病，會導致視力損失。一般了解是由於眼壓增高而引起的，而長期高眼壓會對眼部組織產生損傷。根據石牌白內障眼病研究報告【4】，臺灣年齡 72 歲以上的人口中，青光眼的盛行率爲

8.7%，即大約每12個人就有1個人罹患青光眼。一般而言，青光眼的盛行率在年齡較大的人口中較高，並且在家族中有此疾病病史的人更爲常見。青光眼是全球領先的致盲原因，定期進行眼部檢查以早期察覺此疾，各國均有施行。

乾眼症：這也是一種長期的眼疾病，雖然不會致盲，但會導致眼睛乾澀、發紅和視力模糊。它通常是由於淚液缺乏或其品質不佳而引起的。臺灣的乾眼症或現稱爲眼表疾病（ocular surface disease）的盛行率很高，從33.7%到48.7%不等。這比其他國家如美國的盛行率約7%，高出很多[5]。臺灣乾眼症盛行率高的原因可能是：

1. 臺灣空氣汙染程度高。空氣汙染可能會使眼睛變得乾燥。
2. 臺灣電腦使用率高。使用電腦也會使眼睛乾燥。
3. 臺灣生活壓力高。壓力也可能導致乾眼症。

黃斑變性：這是一種影響視網膜中央區域的疾病，會致盲。通常在老年人群中出現，可能是由於年齡、遺傳因素、抽菸等因素引起的。在臺灣，65歲以上的人口中，老年性黃斑部病變（AMD, age-related macular degeneration）的盛行率介於15.0%至26.7%之間[6]，比其他國家，如美國的8%爲高，而臺灣AMD盛行率高的原因可能包括：

1. 臺灣人普偏抽菸。抽菸是發生AMD的主要風險因素之一。
2. 臺灣陽光曝露時間長。陽光曝露是AMD的另一主要風險因素。
3. 臺灣飲食脂肪攝入量高。攝入飽和脂肪和反式脂肪的飲食也是AMD的風險因素。

視網膜色素變性（RP, retinitis pigmentosa）：這是一種遺傳性眼疾病，會導致視力逐漸惡化，通常在年輕人中發病，會影響視網膜上的色素細胞。根據估計，臺灣視網膜色素病變的患病率約爲3,000人中有1人【7】。其他國家如美國，患病率約爲4,000人中有1人。臺灣RP患病率高，可能是由於以下幾個因素：

1. 一般近親繁殖可能會增加遺傳性RP的風險，但臺灣是否有此情況，尚待查。
2. 臺灣的空氣汙染程度較高。空氣汙染可能會損傷視網膜，進而增加RP的風險。

以上這些慢性眼疾病都需要長期治療和管理，以減緩疾病進展，保持最佳視力。

至於急性眼疾病，臺灣保有全國健保研究數據庫NHIRD（National Health Insurance Research Database），其中眼科急診方面的資訊含【8】：

1. 就診人口特徵：包括年齡、性別、職業等相關特徵的統計數據。
2. 疾病分布情況：包括各種眼科急診疾病的分布情況，例如眼部感染、角膜損傷、視網膜剝離、急性青光眼等。
3. 治療情況：包括病人在眼科急診接受的治療方式和治療效果，例如手術、藥物治療等。
4. 就醫流程：包括病人就診前後的流程，例如就診時間、急診就醫率、轉診率等。
5. 醫療資源利用情況：包括病人就診的醫療資源利用情況，例如住院天數、住院費用、門診次數等。

具體的臺灣NHIRD的2018年眼科急診統計顯示以下重點：

1. 病人人口特徵：眼科急診就診病人的平均年齡爲44.9歲，其中女性較多，約占58.2%。

2. 疾病分布情況：眼科急診就診的常見疾病包括角膜損傷、發炎、疼痛等，其次是青光眼、視網膜病變、斜視、近視等。
3. 治療情況：手術治療在眼科急診中也較為常見，例如應該是選擇性的白內障及青光眼手術等，另外藥物治療也是眼科急診的重要治療手段。
4. 就醫流程：眼科急診就醫時間以晚間與假日居多，急診轉診率約為4.8%，在急診就醫的病人中約有23.5%需要住院治療。
5. 醫療資源利用情況：眼科急診的平均住院日數為3.95天，平均住院費用為新臺幣28,677元，平均門診次數為2.37次。

需要注意的是，以上數字雖是來自2018年的統計，但相對而言還是新數據，在一個世代之內的變化不會太大，雖然自2020年以來有COVID-19肆虐，但是此病毒本身對眼睛健康影響不甚大。重點是可以依照以上的資料，加上大量慢性病的病人，因COVID-19疫情而被迫中斷的回診考量，以此按圖索驥，由預期的病人人數和病型種類，決定需要注重的專科，購買各式相關設備、備用藥品及儀器，聘請助手、技術員、護理師，一直到安排門診的日期和時間，都會對成立並維持診所來說，有著莫大的助益。

目錄

第1章 治療眼疾病的藥物動力學

醫療的基本作業是對症下藥，但即使有正確的診斷，如果藥物無法抵達目標，也是徒勞無功，有時反而會引發診斷是否正確的疑問。眼疾病的治療的確是一種挑戰，因為眼睛存在了各式的屏障（barriers）【9】，而且是多元性，不能簡單的以單一分類涵蓋。

選擇藥物傳遞途徑取決於具體的藥物和疾病以及其他因素，如病人年齡和整體健康狀況。醫師可以使用不同傳遞途徑的組合來優化治療效果，這些途徑有的已經是日常使用，有的還在研發階段，研究目的都是為了對症下藥時，需將藥物送抵治療的目標。本章的主旨就是回顧並探討已知及發展中的給藥途徑和實際程序。

綜合來說，眼睛是一個複雜的器官，可分成幾個部分，每個部分都有其獨特的結構和生理功能，對眼科藥物的生物利用度（bioavailability）有重要的作用。眼睛的主要結構包括：

1. 前段（anterior segment）：眼睛的前段含有角膜、結膜、虹膜、脈絡膜和前、後房。前段對於局部藥物的吸收和分布有著重要作用。角膜和結膜是藥物必須穿透才能到達眼內組織的主要屏障。由於其廣大的表面積和高滲透性，角膜是藥物吸收的主要部位。脈絡膜和虹膜也是藥物吸收的重要方位，特別是經由系統給藥的藥物。前房作為局部或注射給藥的儲存庫，可提供持續釋放藥物以到達後段的作用。
2. 後段（posterior segment）：眼睛的後段包括玻璃體、視網膜和脈絡膜。後段比前段更難運用藥物的靶向治療，因為血－視網膜屏障會限制藥物從眼外進入視網膜，眼內玻璃體注射是最常用的給藥途徑。但玻璃體也會是藥物擴散的屏障，另外的辦法是使用持續釋放藥物傳遞系統，如奈米結構脂質載體或脂質體（liposomes），這樣可以改善藥物傳遞到後段的困難度。

3. 眼表面（ocular surface）：眼表面包括淚液膜、角膜和結膜。淚液膜可為提供藥物在角膜表面的儲存庫，並幫助維持藥物與角膜表面的接觸，但是淚液膜也可能是藥物吸收的屏障，所以使用的藥物必須具有適當的物理化學特性，才能穿透淚液膜以達到眼組織。

因此了解不同眼部區域及其獨特的生理特性，對於開發有效的眼部藥物傳遞策略至關重要。藥物傳遞系統和給藥途徑的選擇可以針對具體的眼部區域進行調整，以最佳化藥物傳遞並增強生物利用度。

以實用而論，眼科藥物輸送並傳達到目標組織的方式有數種，包括：

1. 眼局部點用：這是一般最常用的眼科藥物輸送方式，藥物以眼藥水、軟膏或凝膠的形式，散布於眼睛表面。藥物可透過角膜和結膜被吸收，並可達到眼內組織。
2. 結膜下注射：透過注射，將藥物注入結膜和鞏膜之間的空隙，直接傳送至眼球的前房。
3. 玻璃體內注射：這種方式涉及將藥物直接注射到玻璃體中，可以為眼球的後部提供高濃度的藥物。
4. 眼周注射：將藥物（以麻醉藥為大宗）注射在眼睛周圍，例如眼球後結膜、鞏膜後或眼球周圍。這些路徑可使藥物傳送至鞏膜、脈絡膜或眼球的後部。

5. 系統傳遞：有些藥物可以經由口服或靜脈注射進行系統性給藥，透過血液傳送至眼部組織。

藥物輸送方式的選擇，取決於各種因素，例如藥物的物理化學特性、所治療的疾病、所需作用部位和病人的病情。每種輸送方式都有其優點和限制，選擇輸送方式是開發眼科藥物配方的重要考慮因素。

各式屏障（barriers）又有解剖與生理之分。這些障礙可以阻礙藥物傳遞到身體的目標作用部位。解剖障礙是指身體內的組織結構可以阻礙藥物傳遞，例如包括阻止許多藥物進入大腦的血一腦屏障（blood-brain barrier），以及限制口服藥物吸收的胃腸道緊密連接（tight junctions）。解剖障礙通常由細胞或膜等物理障礙組成，因此比較難克服。

眼睛的解剖式屏障的例子，如：

1. 角膜：角膜是眼睛最外層，也是藥物滲透到眼睛內部的主要障礙。它由幾層細胞組成，並且有高密度的緊密連接，阻止了許多物質通過。
2. 結膜：結膜是一層薄膜，覆蓋在眼白和眼瞼內部的表面。它含有血管和淋巴通道，可以迅速清除眼睛表面的藥物。
3. 眼淚膜：眼淚膜是一層液體，覆蓋在角膜上，有助於保護和潤滑眼睛，也可以稀釋並沖走外用藥物。
4. 血一房水屏障（BAB, blood-aqueous barrier）：血一房水屏障是一個特殊的血管和細胞系統，有助於維持眼睛中營養物質和離子的適當平衡，也可以限制藥物從血液進入眼睛。
5. 血一視網膜屏障（BRB, blood-retina barrier）：血一視網膜屏障

是一個特殊的血管和細胞系統，有助於維持視網膜中細胞的適當環境，也可以限制藥物從血液進入視網膜。

6. 脈絡膜：脈絡膜是爲視網膜提供血液的一層組織，也可以限制藥物進入視網膜。

至於生理式的障礙是指能夠影響藥物傳遞的功能或生物化學過程。生理障礙的例子包括代謝功能，在藥物到達其目標作用部位之前分解藥物，以及藥物外排泵可以主動將藥物從細胞中排出。生理障礙也可以包括免疫反應，可以識別和消除來自身體之外的外來物質，包括藥物。與解剖障礙不同，生理障礙可能更加是動態性，可能會隨時間或對不同刺激的反應而改變。

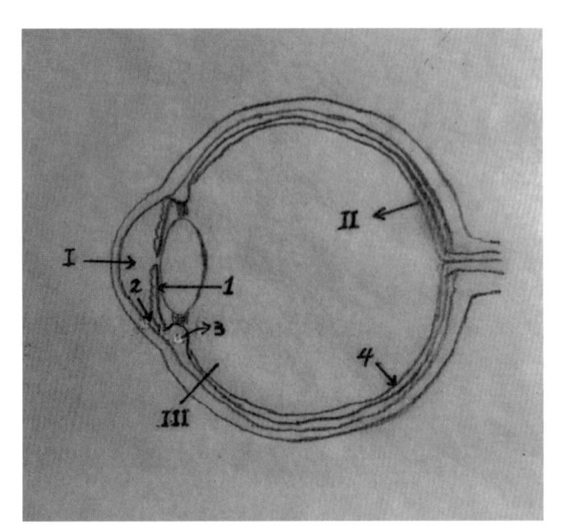

圖 1　此為眼睛的主要結構和眼部各屏障的示意圖。局部使用的藥物主要受到淚液膜的生理阻礙。角膜是藥物運輸到前房的主要路徑（I）。視網膜色素上皮和視網膜毛細血管內皮是全身給藥藥物的主要障礙（II）。玻璃體內注射是一種侵襲性策略，可以達到玻璃體（III）。給予的藥物可以透過擴散，穿過虹膜表面（1）或房水排出（2）。藥物可以由睫狀肌（3）透過擴散，進入前房，或通過血—視網膜屏障（4）從玻璃體中清除。

無論是解剖障礙還是生理障礙，都會影響藥物傳遞，了解這些障礙對於開發有效的藥物傳遞策略非常重要。

至於影響眼部藥物的眼內生物利用度（bioavailability）[10]，包括：

1. 配方因素：藥物的配方，包括其濃度、黏度、pH 值和溶解度，可以影響其穿透眼部屏障並到達目標部位的能力。
2. 給藥途徑：藥物給藥的方式，例如局部、結膜下、玻璃體內或全身性，可以影響藥物在眼部的生物利用度。
3. 眼淚周轉：淚液生成和清除的速率可以影響藥物與眼表面接觸的持續時間。
4. 角膜滲透性：角膜的滲透性可以影響藥物穿透眼部屏障並到達眼內組織的速率。
5. 眼部血流：眼部組織的血流可以影響藥物運輸到目標部位，以及藥物曝露的持續時間。
6. 藥物代謝和排除：藥物代謝或從體內排出的速率可以影響藥物在眼部的曝露時間。
7. 疾病狀態：眼部疾病或炎症的存在可以改變眼部屏障，並影響藥物的穿透和分布。

總之，以上這些因素可以影響眼部藥物的生物利用度，了解這些因素對於優化眼部疾病的藥物給藥策略，亦是頗爲重要。

總和考量

一、角膜部分

因角膜前液體吸收和全身吸收而導致藥物流失，是影響眼科藥物生物利用度的兩個重要因素。當藥物從眼睛表面透過滴眼、藥膏或凝膠的方式給予時，會發生角膜前的淚液吸收。這時藥物可能會被淚液流失或被結膜、鞏膜組織吸收，未能到達角膜，因而導致藥物在眼部的生物利用度降低，從而減少治療效果。影響角膜前之淚液吸收的因素，包括淚液更新速率、藥物濃度和黏度，以及配方等等。

發生藥物全身吸收是給予眼睛的藥物被吸收進入血液循環系統，並分布到全身。這可能會引起不必要的全身副作用，並因藥物在眼部的濃度降低而降低治療效果。影響全身吸收的因素包括藥物的分子量、親脂性和溶解度，以及藥物的給予途徑等。爲了減少由角膜前液體吸收和全身吸收引起的藥物流失，可以採用各種策略，例如使用黏著性高的聚合物或奈米結構，可以增加藥物在眼睛表面的滯留時間，並減少角膜前的淚液吸收。此外，使用靶向藥物傳遞系統，如脂質體或奈米粒子，可以提高藥物對目標部位的特殊性，從而減少全身吸收。另外，使用藥物的前體（precusor）制劑或持續釋放的藥物傳遞系統，可以增加藥物作用時間，降低給藥頻率，從而減少角膜前液體的吸收和全身吸收引起的藥物流失。

藥物如何穿過角膜進行傳遞？

由於其獨特的結構和功能，角膜是一個重要的藥物傳遞通道，可用於治療眼部疾病和發送藥物到全身。以下是一些常見的角膜傳遞方法：

1. 眼藥水：這是最常見的角膜傳遞方法。眼藥水是液體藥劑，透過滴入眼睛來達到治療效果。透過滲透作用，藥物可以快速進入角膜組織。一般眼藥瓶滴出的眼藥體積爲 50 微升（μl），但淚湖僅有 30 微升，所以會有溢出眼眶而浪費的現象。也有廠家設計瓶尖略微狹窄，滴出液體小於 50 微升，如 20 微升的 Nanodropper，但目前尚未普及。大多數眼藥水在眼睛中的停留時間很短，因此需要頻繁滴入。
2. 眼藥膏：這是一種膏狀藥劑，通常在睡前使用。它含有高濃度的藥物，可以在角膜表面停留更長時間，從而提高藥物吸收的效率。
3. 含藥物隱形眼鏡：將小型儲有藥物的鏡片置於角膜表面，可幫助藥物更快速並有效地進入角膜組織。
4. 奈米粒子：奈米粒子是一種藥物輸送系統，可透過調整其粒徑和表面性質，以達到穿過角膜的效果。此外，奈米粒子還可以保護藥物，免受角膜的代謝分解和排除。
5. 電穿孔（electroporation）：這是一種新興的角膜傳遞方法，利用電流產生的孔洞來穿透角膜，從而達到藥物傳遞的目的。電穿孔具有高效性和可控性，但還需要更多的研究來確定其安全性和有效性。

所以穿過角膜進行藥物傳遞是一個簡單但具有挑戰性的方式，需要根據藥物的特性和治療效果，而選擇合適的傳遞方法；再者，角膜對於藥物傳遞具有特定的物理化學要求。角膜的外層是由脂質分子組成的，因此脂溶性的藥物可以更容易地穿過。

透過角膜傳遞藥物是一種非侵入性的方法，對於治療某些視網膜疾病還是有效。但不適用於所有藥物，因爲有些藥物可能無法穿透角膜屏障，或在到達視網膜之前就被分解。此外，透過角膜傳遞的藥物量有限，需要重複給藥。

二、視網膜部分

雖然治療視網膜疾病的藥物，可以透過不同的途徑傳遞到視網膜，包括透過角膜以及其他途徑，如玻璃體注射、靜脈注射和口服給藥。但是視網膜是眼球後部高度專門化的組織，負責感受光線並將視覺訊號傳送至大腦。由於存在多種屏障，包括血－視網膜屏障（BRB, blood-retina barrier）、玻璃體和視網膜多層結構，因此向視網膜提供挑戰性。血－視網膜屏障（BRB）是一種物理和生理上的屏障，它分隔了眼球中的血管系統和視網膜組織。BRB 的正常功能主要是保護視網膜免受潛在有害物質的侵害，同時維持視網膜功能的穩定性。

BRB 由兩個部分組成：內（inner）血－視網膜屏障和外（outer）血－視網膜屏障。內血－視網膜屏障是由視網膜毛細血管內皮細胞和周圍神經上皮細胞之間的緊密連接組成。這種結構阻止了大部分蛋白質和細胞，從毛細血管進入視網膜組織。外血－視網膜屏障是由視網膜色素上皮細胞和周圍脈絡膜血管之間的連接組成。這種結構能阻止大部分的藥物和代謝物質，從脈絡膜進入視網膜。

BRB 還有其他重要的功能。它可以避免眼內外界環境的水分和物質交換，保持眼內穩定的溫度和壓力。此外，BRB 也對維持視網膜組織中的營養物質和代謝物質的濃度進行調節。

BRB 的損壞可能會導致許多視網膜疾病，例如黃斑部病變、視網膜毒害、視網膜腫瘤等。因此，了解 BRB 的結構和功能非常重要，可以幫助研究人員開發更有效的治療方法和預防措施。

以下是幾種針對視網膜提供藥物的改善方法：

1. 植入式裝置（implants）：可植入式裝置，如持續性釋放藥物系統或微電子裝置，可以直接置放在玻璃體中，向視網膜提供長期藥物釋放。這些裝置可以編程以預定速率釋放藥物，或對特定刺激作出反應，例如眼內壓的變化。
2. 視網膜下注射：視網膜下注射是指在視網膜下方注射藥物。這種方法可以直接向視網膜目標細胞（如光感受器或視網膜色素上皮細胞）傳遞藥物。
3. 脈絡膜上注射：脈絡膜上注射是指將藥物注射到鞏膜和脈絡膜之間的空間中。這種方法可以讓藥物被傳送到脈絡膜和外視網膜，越過血－視網膜屏障。
4. 基於奈米技術的藥物傳遞：利用脂質體、樹狀聚合物和聚合物奈米粒子等，可以改善藥物傳遞到視網膜的效果。這些奈米粒子可以被設計成具有特定的表面性質，以便穿過血網膜屏障並針對視網膜中特定的細胞。
5. 玻璃體注射：玻璃體注射是針對視網膜的藥物給藥的最常用方法。藥物直接注射到玻璃體中，其作用是作爲藥物對視網膜的持續釋放儲存庫。這種方法可以越過血－視網膜屏障（BRB），並使藥物在視網膜中達到高濃度。但是這種方法是侵入性，且存在較高的感染和視網膜脫落等併發症風險。

目前「玻璃體內注射」已經是眼科常用的一種越過 BRB 的辦法，是將藥物直接注射到眼睛的玻璃體腔內的程序，用於提供如抗血管內皮生長因子（VEGF, vascular endothelial growth factor）抑制異常血管的生長，來減少視網膜的水腫和出血，或提供消炎用的類固醇。

常用的 anti-VEGF 有 Ranibizumab（Lucentis）和 Aflibercept（Eylea），用於：

1. 年齡相關性黃斑變性（AMD, age-related macular degeneration）：玻璃體內注射抗 VEGF 藥物，通常用於治療溼性 AMD，涉及抑制視網膜中異常血管生長。
2. 糖尿病視網膜病變：可用於管理由糖尿病引起的糖尿病黃斑水腫，或視網膜中的異常血管發生。
3. 視網膜靜脈阻塞：此情況涉及視網膜中血管的阻塞，玻璃體內注射 anti-VEGF 有助於控制因爲異常血管新生而引起的視網膜病變，減輕黃斑水腫和其他與疾病相關的問題。

至於類固醇注射可用於治療眼部炎症性疾病包括：

1. 葡萄膜炎（uveitis）：葡萄膜位於視網膜和鞏膜之間，當發生炎症時會導致葡萄膜炎。玻璃體注射類固醇可以用於治療這種炎症。
2. 視網膜水腫（retinal edema）：這可能是因爲各種原因引起的視網膜腫脹，例如糖尿病性視網膜病變或其他視網膜血管性疾病。
3. 黃斑水腫（macular edema）：這是指黃斑部位的水腫，可能由於多種原因引起，如糖尿病性視網膜病變等。

玻璃體注射包括以下步驟：

1. 準備：使用局部麻醉眼藥水麻醉病人的眼角膜，可能也會同時使用抗生素眼藥水，以預防感染。
2. 注射：眼科醫師使用非常細的針頭，小心地將藥物注入眼睛的玻璃體腔。病人在程序中可能會感到壓力，但通常不會感到疼痛。

3. 注射後護理：注射後，通常會監測眼睛一段時間，以檢查是否有任何即時併發症。醫師可能會指示使用眼藥水以預防感染和減輕發炎。

玻璃體內注射是相當安全的程序，通常在門診診所進行。然而，與任何醫療程序一樣，也有潛在的風險和副作用，如感染、視網膜脫落、眼壓增高和發生白內障。不過這些風險是罕見的，並且對於許多患有特定眼部疾病的病人來說，治療的潛在益處往往超過了風險。

接受玻璃體內注射的病人，通常需要隨時間進行多次治療，這取決於眼部疾病和個人對藥物的反應。也就是需要定期進行隨訪檢查，以監測眼睛對治療的反應，並確定是否需要進一步注射。

口服給藥是另一種傳遞藥物到視網膜的途徑。但是，這種方法較不直接，到達視網膜的藥物量可能有限，可能更適用於治療能影響視網膜的系統性或遺傳性疾病。

第2章　抗病毒、眞菌、阿米巴藥物

各種眼睛疾病都共享多種相同症狀，包括：紅腫、癢、灼熱、疼痛、腫脹、分泌物、視力模糊、浮動物（飛蚊症）、閃光。求診病人的主訴在病痛及憂心之下，常常不夠完整，需要醫師仔細詢問，例如紅眼症：眼睛發紅是何時開始，幾天了，是痛是癢，有無異物感，視力如何，有無處理，等等。下一步檢查眼睛以達成初步診斷，接下來是企劃治療方案，然後進行治療。藥物的選擇依照診斷對症下藥，又依病況決定藥量和治療時間，如果不見效，表示有其他可能，此時再嘗試新的藥，定期追蹤，直到問題解決爲止。當然最重要的一點是使用正確的藥物治療，保留眼組織的完整性，以維持正常的視覺。

本章討論病毒、眞菌、阿米巴感染引發的眼疾病之治療，第三章則深入討論紅眼症的發炎處理。

第一節　病毒感染

自 2020 年初開始[11]，COVID-19 病毒在全球肆虐，COVID-19 的中文全稱是「新型冠狀病毒肺炎」。COVID-19 是 Coronavirus Disease 2019 的縮寫，指的是 2019 年底首次在中國湖北省武漢市發現的一種冠狀病毒引起的疾病。該病毒後來被確定爲嚴重急性呼吸道綜合症冠狀病毒 2 型（Severe Acute Respiratory

Syndrome Coronavirus 2，簡稱 SARS-CoV-2）。臺灣領世界之先發出了警訊，認爲此病毒會從中國大陸傳出【12】，事實證明果然是來勢洶洶，一直到 2023 年 11 月本書脫稿之時，還是餘波蕩漾，還好逐漸流感化。此一期間雖然有各式疫苗出現【13】，特別是基於 mRNA 的非永久性疫苗，加上基於單克隆抗體（monoclonal antibody）的治療劑，拯救了不少人，也因此病毒學、肺疾病學、公共衛生流行病學，以及疫苗學的研究大爲進步，倒是意外的發展。

COVID-19 的人體細胞受體爲「血管緊張素轉換酶 2（Angiotensin-Converting Enzyme 2，簡稱 ACE2）受體」【14】。ACE2 是一種存在於人體特定細胞表面的蛋白質，尤其分布在呼吸系統、肺部、心臟、血管和其他器官。SARS-CoV-2 病毒表面的刺突蛋白（下圖）與 ACE2 受體結合，進入細胞並啓動感染過程。這種刺突蛋白與 ACE2 受體的相互作用是病毒進入和感染宿主細胞的重要關鍵。

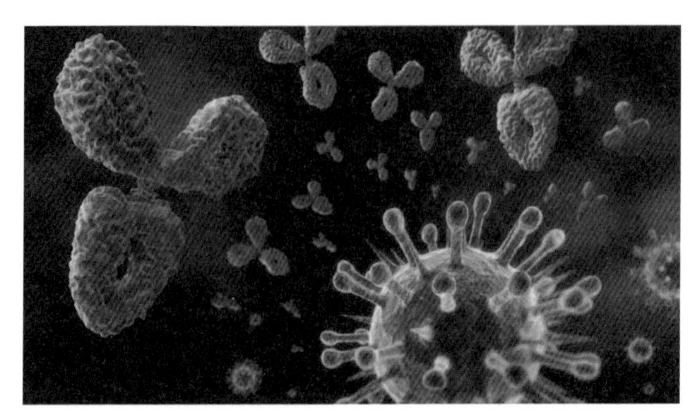

圖 2 COVID-19 病毒（綠）及單克隆抗體（monoclonal antibody）（藍）治療劑。

圖片來源（公共領域）：https://covid19.nih.gov/news-and-stories/nih-covid-19-treatment-guidelines

在眼睛組織中也有發現 ACE2 受體。ACE2 受體存在於結膜、角膜和視網膜等之中【15】。這些眼睛組織的 ACE2 受體的存在，暗示其可能作爲 SARS-CoV-2 病毒的進入點。然而，需要注意的是，與呼吸系統相比，眼睛中 ACE2 的表達程度相對較低，可能也是因爲淚液的保護，病毒量（titer）也是微不足道，所以呼吸系統還是主要的感染部位。當然 COVID-19 還是可以感染並引起眼部症狀，例如結膜炎，但整體上眼睛傳播的風險較呼吸道傳播低得多。

病毒學是研究病毒的科學領域，病毒是一種次微觀的傳染物體，只能在其他生物的活細胞內複製。病毒不被視爲生物體，因爲它們缺乏獨立維持生命所需的必要組成成分，而僅是由蛋白質外殼包含了遺傳物質（DNA 或 RNA）的集合體。

病毒可以感染各種生物，包括動物、植物、細菌和古菌（archaebacteria）。它們可以引起從輕微到嚴重的各種疾病，有些像 COVID-19 甚至可能致人命。

根據其結構、基因組和複製方式，病毒被分類爲不同的屬（genus）【16】。最常見的感染人類的病毒屬，包括：腺病毒、疱疹病毒、小核糖核酸病毒、逆轉錄病毒、黃熱病毒、流感病毒、副黏液病毒、蝙蝠病毒、沙達病毒、冠狀病毒（依序英文爲 adenovirus, herpes virus, picornavirus, retrovirus, yellow fever virus, influenza virus, paramyxovirus, bat virus, hantavirus, coronavirus）。

病毒性疾病通常具有一些共同的症狀，包括發燒、皮疹、肌肉痛和疲勞。一些病毒性疾病，如普通感冒，相對輕微並且是自限性的。而其他一些疾病，如 HIV/AIDS，則可能是慢性且危及生命，COVID-19 的嚴重性已經是盡人皆知了。

一些常見的眼睛病毒性疾病包括：

1. 結膜炎（conjunctivitis）：結膜炎通常由病毒引起（但也可能由細菌或過敏引起）。因爲發炎引起眼睛發紅，因此俗稱紅眼病（red eye），合理的處理方式是使用類固醇消炎（詳見第3章）。
2. 角膜炎（keratitis）：角膜炎可由各種病毒感染引起，也可能由於外傷和感染因子，如細菌、眞菌或寄生蟲直接滲入角膜，引發免疫反應並導致發炎。這些因子可能損害角膜組織，免疫反應也會導致水腫和不適。因此除對症下藥消滅病毒、微生物外，需適時使用類固醇消炎（詳見第 3 章）。

比較特殊的病毒性眼病包括：

1. 單純疱疹病毒（HSV, Herpes simplex virus）角膜炎：HSV 的一種表現形式是眼部疱疹，可以影響眼睛和周圍區域。由單純疱疹引起的角膜感染，通常被稱爲疱疹性角膜炎（HSV keratitis）。
2. 帶狀疱疹眼病：帶狀疱疹眼病是由帶狀疱疹病毒（HZV, Herpes Zoster virus）引起的眼部感染。這種病毒與水痘病毒（水痘一帶狀疱疹病毒，Varicella-Zoster virus 病毒）相關。
3. 巨細胞病毒（CMV, cytomegalovirus）視網膜炎：這是視網膜的嚴重感染。CMV 視網膜炎在愛滋 HIV/AIDS 病人中最爲常見。
4. 漿疹性病毒性皮膚病（Rash viral exanthem）：這是一種造成皮膚表面出現小而隆起之顆粒的病毒感染。漿疹性病毒性皮膚病也可能影響眼瞼和角膜。

如上述，COVID-19 也可以感染眼睛。在 COVID-19 患者中最常見與眼睛有關的症狀包括結膜炎，雖然是相對罕見的症狀，通常僅在少數病例中觀察得到。除了結膜炎，COVID-19 還可能導致其他一般但並非特定性的眼部症狀，通常症狀包括：

1. 結膜炎：特徵是眼睛結膜紅腫和腫脹，可能伴有發癢、流淚和眼屎。

2. 眼痛或不適：有些人可能感到眼睛疼痛或酸痛。
3. 異物感：可能感覺眼睛裡有東西存在，例如砂粒或沙子。
4. 乾燥感：眼睛可能感到乾燥和刺激。
5. 對光敏感（畏光）：有些人可能比平常更容易對光敏感。

根據具體的感染類型，眼睛病毒性疾病可以使用多種藥物進行治療。

以下是眼部感染抗病毒藥物及其特性的清單【17】：

1. Acyclovir：這是一種類似 nucleotide 類的藥物，可干擾病毒 DNA 的合成。它用於治療單純疱疹角膜炎和其他眼部疱疹病毒感染。
2. Ganciclovir：這是另一種類似 nucleotide 的藥物，對於包括巨細胞病毒（CMV）在內的疱疹病毒 Herpes virus 都有活性。它用於治療愛滋病病人的 CMV 視網膜炎。
3. Trifluridine：這是一種 thymidine nucleotide 類似物，用於治療單純疱疹角膜炎（HSV keratitis）。
4. Vidarabine：這是一種 purine nucleotide 類似物，對疱疹病毒有活性。它用於治療單純疱疹角膜炎和其他眼部疱疹病毒感染。
5. Foscarnet：這是一種 pyrophosphate 類似物，可以抑制病毒 DNA 聚合酶。它用於治療對 acyclovir 產生耐藥性的單純疱疹角膜炎和其他眼部病毒感染。

值得注意的是，具體的抗病毒藥物和用藥劑量，可能因眼部感染的類型和嚴重程度而有所不同。此外，抗病毒藥物可能會有潛在的副作用。

細節如次

Acyclovir：Acyclovir 是一種抗病毒藥物，用於治療多種病毒感染，包括單純疱疹病毒（HSV）、水痘一帶狀皰疹病毒（VZV, Varicella-Zoster Virus）和巨細胞病毒（CMV）。它有多種劑型，包括口服片劑、外用軟膏和靜脈注射輸液。

Acyclovir 透過抑制病毒複製來發揮作用，它干擾病毒複製其遺傳物質的能力。因此，病毒無法繁殖，最終死亡。Acyclovir 最常用於治療 HSV 感染，如第一型感染的口腔疱疹和第二型感染的生殖器疱疹。它也可用於治療 VZV 感染，如水痘和帶狀皰疹。此外，Acyclovir 有時用於治療 CMV 感染，如愛滋病病人的視網膜炎。

Ganciclovir：Ganciclovir 是另一種 nucleotide 類似物，用於治療多種病毒感染，包括巨細胞病毒（CMV）、單純疱疹病毒（HSV）和水痘一帶狀皰疹病毒（VZV）。它有多種劑型，包括口服片劑、外用軟膏和靜脈注射輸液。Ganciclovir 也是透過抑制病毒複製來發揮作用，最常用於治療 CMV 感染，如愛滋病病人的視網膜炎。

根據感染的類型和嚴重程度，可以以多種方式給予 Ganciclovir。對於輕度感染，可以使用 Ganciclovir 眼藥水或軟膏；對於較嚴重的感染，可能需要口服片劑或靜脈注射。

Trifluridine：Trifluridine 是一種 pyrimidine nucleosides 類似物，用於治療眼部多種病毒感染，包括單純疱疹病毒（HSV）、水痘一帶狀皰疹病毒（VZV）和牛痘苗病毒（vaccinia virus），它以局部滴眼劑形式供應。

Trifluridine 透過抑制病毒的複製來發揮作用，最常用於治療

HSV 感染，如生殖器疱疹和口腔疱疹。它也可用於治療 VZV 感染，如水痘和帶狀皰疹，有時也用於治療眼部痘苗病毒感染。

Vidarabine：Vidarabine 是一種 purine nucleoside 類似物，也是透過抑制病毒的複製，來干擾病毒製造其遺傳物質的能力，因此病毒無法繁殖，最終消失。

Vidarabine 最常用於治療 HSV 感染，如生殖器疱疹和口腔疱疹。它也可用於治療 VZV 感染，如水痘和帶狀疱疹。此外，Vidarabine 有時也用於治療眼部的 CMV 感染。

Foscarnet (Foscarnet)：Foscarnet 是一種 pyrophosphate 類似物，能抑制病毒 DNA 聚合酶的活性，用於治療多種病毒感染，包括單純疱疹病毒（HSV）、水痘和巨細胞病毒（CMV）。它以局部軟膏和眼科溶液的形式供應。

第二節　當前大敵——帶狀皰疹（Herpes zoster, shingles）

除了緊急狀態的 COVID-19 瘟疫外，當前也是發生於成年人的帶狀皰疹（Herpes zoster virus 病毒引發的 shingles，俗稱皮蛇）的盛期。

雖然現在的兒童廣泛接種水痘（chicken pox）疫苗（Varivax, Merck）也是在創造永遠不會感染水痘，也因而避免發生帶狀皰疹的病人。但是在所有小孩都接種水痘疫苗之前（還需要另加 20 至 30 年的時間），帶狀皰疹的成人發病率會顯著增加。這是因爲從時間點上追究，在疫苗上市大家接種之前，水痘在社區中的傳播會透過日常生活中與病毒的接觸，被動地促進了當時的兒童，也就是現在成人的免疫力。但是沒有經過這些零星的增強免疫的體驗，從未接種疫苗的當年的小孩或未成年人，一到成年、晚年就會很容易患上帶狀皰疹。所以現在隨人口老化，帶狀皰疹浪潮也開始到達，因此醫療界特別是眼科得做好準備。

一、初期症狀

帶狀皰疹會讓病人痛苦不堪，甚至到痛不欲生的地步，因此能夠爲這些病人提供有效的急性護理也是一大好事。一般來說，帶狀皰疹的診斷是相當直截了當。大多數情況下的醫療干預也相對的簡單，但是全盤發作之前的診斷還是一個挑戰。

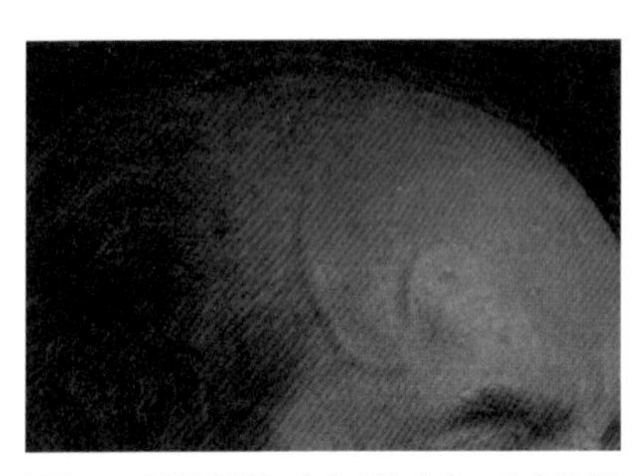

圖 3　顯示顳（太陽穴）血管突起

舉一罕見例子來說明，有一位年長的病人來求診，他主訴突發頭痛和部分軀體疼痛，但觀察其三叉神經眼分支分布的面部並沒有出現水泡，只有血管突起的現象（左圖），診斷上就需要分辨是巨細胞動脈炎（GCA, giant cell arteritis）還是極早期尚未浮現的帶狀皰疹（shingles）。

原則上，巨細胞動脈炎（GCA）主要表現爲全身症狀，包括嚴重頭痛、視覺障礙和頭部動脈的敏感。帶狀疱疹的特徵是單側疼痛性皮疹，通常沿著三叉神經分布。

對於這樣的病人，需要進行紅血球沉降率（erythrocyte

sedimentation rate）、C- 反應蛋白（C-reactive protein）和完整血球計數（complete blood count）檢查，以尋找血小板升高（即血小板增多症 thrombocytosis）的跡象。在巨細胞動脈炎的情況下，這三個指標往往顯著升高。

一般臨床實驗室在一兩天內就可以獲得結果，如果測驗結果對巨細胞動脈炎呈陽性反應，那麼當天就可以開立 80 至 100 毫克的口服類固醇 Prednisolone，並安排病人在接下來的幾天內與眼整形專科醫師、普通外科醫師或耳鼻喉科醫師，進行額頭動脈的活體檢查（biopsy）。此時應該透過簡潔的信函，將診斷和治療情況及時告知病人的原主治醫師，而不僅僅是發送冗長的電子病歷副本。

處理上例之時，爲了小心起見，同時也開立口服抗病毒藥物的處方，但要等到病人在接下來的幾天內，如果出現皮膚水泡時，表示也罹患了帶狀皰疹才取藥服用。

此例相當罕見，但的確是有少數運氣不佳的病人，在出現與帶狀皰疹相關的水泡爆發之前，會在幾天或幾週前出現皮膚疼痛，疑是 GCA。

但帶狀皰疹顯示爲皮膚疾病時，根據疼痛、紅斑和水泡的病徵，開始治療特別是疼痛最常出現在身體的軀幹部位，第二常見的位置是三叉神經的第一（眼的 ophthalmic）分支，涉及到額頭和上眼瞼。約半數發生三叉神經第一分支罹病的病人，病症會衍生到眼球，所以帶狀皰疹疾病會影響到皮膚和眼球。治療方法爲口服抗病毒藥物【18】，療程爲七到十天，有以下三種選擇：

- Acyclovir 每日五次口服 800 毫克
- Valacyclovir 每日三次口服 1000 毫克
- Famciclovir 每日三次口服 500 毫克

對於有乳糖不耐症（lactose-intolerant）的病人，需開立 valacyclovir，因爲只有 valacyclovir 不含乳糖。因此，在開處方之前，都需要考慮詢問病人是否有乳糖不耐的情況，亞洲人包括臺灣人一般均有這個問題。對於 65 歲以上的病人，應該給予 famciclovir，因爲研究顯示 acyclovir 和 valacyclovir 在這個年齡區間的病人中，存在著增加中樞神經系統起反應的風險，例如不安、幻覺、混亂和腦病變【19】。此外，與 65 歲以下的病人相比，它們在腎衰竭風險上，對於年長病人的風險也更高。

以上這些藥物在大多數病人中，能有效地控制帶狀皰疹爆發，尤其是在發作前 72 小時內就診的病人。抗病毒藥物在感染的早期，病毒極力複製的階段，效果最好。這並不意味著三天後就錯過了醫療干預的機會，只是隨著推遲治療的每一天，臨床療效逐漸減弱。在病情較嚴重，特別是在年長的病人中，同時使用口服 Prednisone（通常每天 40 毫克至 60 毫克，持續一週）可以幫助減輕疼痛和炎症，並可能減輕處理後的疱疹神經痛的表現。

二、眼球的病徵

當眼球與皮膚同時受到帶狀皰疹病毒（HZV）感染的影響時，通常會出現角膜炎、葡萄膜炎或兩者皆有。葡萄膜炎表現爲前房內在裂隙燈檢查時，發現角膜後沉積物（keratic precipitates）；角膜受損的表現則是基質角膜炎（stromal keratitis）。偶爾眼角小梁組織（trabecular meshwork）也會發炎，導致眼壓增高。這些炎症表現件隨著不同程度的結膜充血。這些眼部受損需要適當的（通常是積極的）治療，包括使用瞳孔擴張劑和眼局部類固醇。一般會開立 0.5% 的 Homatropine，每天使用 2 次到 4 次，以及 Durezol（difluprednate ophthalmic emulsion, Novartis）、Prednisolone acetate 或 Loteprednol，直到炎症得到良好控制，然後再進行逐漸減量。如果病人年齡較大或病情較嚴重，通常會在類固醇眼藥水和抗病毒藥物之外，連同口服 Prednisone 40 至 60 毫克，持續五到七天（無需逐漸減量），以控制同時存在的炎症和疼痛。

所有口服抗病毒藥物均屬於美國藥物食品管理局（FDA）的 B 類藥（確定孕婦適用的安全性），但臨床醫師必須減少腎功能不全病人的劑量。如果病人有腎功能受損的情況，需要聯繫他們的腎臟科醫師或內科醫師，了解肌酸酐清除率（creatinine clearance rate）或腎小球濾過率（glomerular filtration rate）。這將有助於開立處方的醫師、藥師，或應用程式計算出正確的劑量。

護理帶狀皰疹病人時，偶爾會需要先與病人的主治醫師進行簡短交流，以確保這些藥物沒有與任何其他藥物衝突，或病人患有禁忌症。提供優質的病人護理通常需要團隊合作，不要猶豫撥打電話請教別的醫師，但自己本身也要照護好病人。

三、疫苗必要性的考量

至於接種皮蛇疫苗的必要性是如此：事實上罹患過帶狀皰疹的病人已經有相當程度的免疫力，所以對於預防再次爆發比疫苗還有效。但如果希望施打疫苗，以防萬一，原有的 Zostavax（基於有活性的帶狀疱疹疫苗，Merck）僅能減輕約 50% 的疾病負荷量，而且 Zostavax 的缺點是它僅提供約八年的相對免疫力，因此需要再次接種，現在已有新型且更爲有效的 Shingrix 問世，Zostavax 疫苗已被淘汰，走入歷史。

Shingrix（recombinant zoster vaccine, GlaxoSmithKline）[20] 於 2017 年獲得 FDA 批准，適用於 50 歲以上的免疫正常病人。研究表明，對於 50 到 69 歲之間的病人，其效果爲 97%；對於 70 歲或以上的病人仍然保持 91% 的效果。此外，研究人員指出，Shingrix 比 Zostavax 更具成本效益[21]。

所以病人常問，如果他們已經罹患過帶狀皰疹，是否應該接種疫苗，這點並沒有明確的答案。有人主張，無論病人是否已經罹患過帶狀皰疹，他們都應該接種疫苗，僅僅是因爲免疫度不明，而該病狀有可能復發。反過來說，罹患上帶狀皰疹會大幅增強免疫系統，這就是爲什麼帶狀皰疹通常是一生一次性的事件，所以 50 歲以上罹患過帶狀皰疹的病人，很可能不會比自然歷史更能從皮蛇疫苗中獲益。有一點需要注意的是，白內障手術可能會增加帶狀皰疹復發的風險，所以病人通常應該在罹患上帶狀皰疹後，等待一年左右再進行白內障手術。

第三節　眞菌和阿米巴眼部感染的處理

醫學眞菌學是研究眞菌及其與人體的相互作用的科學。眞菌是含細胞核的生物，屬於自己的界（division），與植物和動物分開分類。它們存在於各種不同的棲息地，包括土壤、水域以及植物和動物上。一些眞菌對人類是有益的，例如在食物和藥物生產中使用的眞菌。然而，其他眞菌可能引起疾病，包括眼部眞菌感染。

臨床上，比起病毒、細菌，眼部眞菌感染較爲少見，但如果不及時治療，可能會發生嚴重後果。眼部眞菌感染最常見的類型是角膜炎。角膜炎可以由多種眞菌引起，最常見的是白色念珠菌（Candida albicans），它也是陰道念珠菌感染的常見原因之一。其他可能引起角膜炎的眞菌包括曲霉屬菌（Aspergillus）、長赤鏈霉菌屬菌（Fusarium）和新生隱球菌（Cryptococcus neoformans）。

阿米巴感染是指眼睛被阿米巴原生生物感染。阿米巴是一種單細胞微生物，通常存在於自然環境中的水和土壤中。當人眼接觸到被汙染的水或土壤時，其內的阿米巴可能會進入眼部並引起感染。阿米巴感染通常由一種阿米巴原蟲（Acanthamoeba）引起。

眼睛的阿米巴感染，通常衍生角膜炎。這與眞菌一樣，也是罕見但嚴重的感染，若不及時治療可能導致視力喪失。

阿米巴原蟲進入眼睛後，它們會在角膜上生長和繁殖。這會引起眼睛的炎症和疼痛，並能導致角膜損傷和形成潰瘍。感染的症狀可能包括紅眼、視力模糊、對光敏感、疼痛和流淚。如果感染傳播到其他部位，如虹膜和視網膜，則可能導致更嚴重的視力問題。

阿米巴角膜炎的診斷，通常需要角膜專科醫師的評估和相關測試，例如眼部檢查、角膜刮片和眼部檢測。治療通常包括使用特定的抗阿米巴藥物。

預防阿米巴感染的關鍵是避免接觸感染源，特別是避免使用未消毒的水來清洗或存放隱形眼鏡。另外，正確的隱形眼鏡護理和衛生習慣也可以減少感染的風險。

一、抗真菌藥物

以下是用於治療眞菌眼部感染的藥物及其特性的清單：

1. Natamycin

這種抗眞菌藥物用於治療眞菌性眼部感染，包括由曲黴菌和鐮刀菌屬（Aspergillus and Fusarium species）引起的感染。它透過干擾眞菌細胞膜來作用，導致眞菌細胞死亡。Natamycin HCl 是一種 polyene 抗眞菌藥物，用於治療各種眞菌感染，包括眼部感染，以局部眼用懸浮劑的形式使用。

Natamycin 是透過與麩醇 ergosterol 結合來使用，麩醇是眞菌生長所必需的類固醇，這種結合破壞眞菌細胞膜，使眞菌死亡。

Natamycin 也可用於治療眼部的其他眞菌感染，如眼瞼炎、結膜炎和內眼炎（endophtalmitis）。

2. Amphotericin B

這是另一種抗眞菌藥物，用於治療嚴重的眞菌感染，包括影響眼部的感染。對於由念珠菌屬 Candida species 引起的眞菌感染尤其有效。Amphotericin B 是一種抗眞菌藥物，用於治療各種眞菌感染，包括眼部感染。它以靜脈注射、口服膠囊和眼用懸浮劑的形式使用。

Amphotericin B 也是透過與麩醇 ergosterol 結合來作用，麩醇是眞菌生長所必需的類固醇，這種結合破壞眞菌細胞膜，使眞菌死亡。

Amphotericin B 也可用於治療眼部的其他眞菌感染，如眼瞼炎、結膜炎和內眼炎。

3. Fluconazole

這是一種抗眞菌藥物，也是抑制麩醇的合成，用於治療全身性眞菌感染，以及由念珠菌屬引起的眼部感染，如角膜炎、眼瞼炎、結膜炎和內眼炎，以口服片劑、靜脈注射和眼用懸浮劑的形式使用。

4. Voriconazole

這是一種抗眞菌藥物，透過抑制麩醇的合成和破壞眞菌細胞膜。Voriconazole 用於治療各種眞菌感染，包括眼部感染，以口服片劑和靜脈注射的形式使用。

5. Chlorhexidine

這是一種殺菌劑，但也對治療眼部眞菌感染有效，例如用於治療阿坎納鞭毛蟲角膜炎（Acanthamoeba keratitis）。Chlorhexidine 透過破壞阿坎納鞭毛蟲的細胞膜導致其死亡。Chlorhexidine 眼藥水可以是非處方或處方藥，並且有助於減輕炎症和刺激性。它也是一種廣譜殺菌劑，可用於殺滅各種微生物，包括細菌、眞菌和病毒，最常用於手術前皮膚清潔或治療輕微的割傷和擦傷。也可用於治療皮膚眞菌感染，如足癬（俗稱香港腳）和圓形瘡（ringworm），以液體、凝膠、泡沫或溼巾的形式供應。

6. Polyhexamethylene biguanide, PHMB

這是另一種殺菌劑，用於治療阿坎納鞭毛蟲角膜炎。與 Chlorhexidine 類似，PHMB 透過破壞阿坎納鞭毛蟲的細胞膜，導致其死亡。PHMB 是一種陽離子聚合物，具有抗微生物和抗病毒性能。它是一種廣譜藥物，對包括細菌、眞菌和病毒在內的各種微生物有效。PHMB 有多種配方可供選擇，包括溶液、軟膏和溼巾。

PHMB 最常用於清潔和消毒表面，如醫療設備和手術器械。它也可用於治療皮膚感染，如足癬和圓形瘡。

PHMB 對治療眼部眞菌感染也非常有效。實際上，它是治療這種疾病最常用的藥物之一。PHMB 眼藥水可在非處方和處方下購得。PHMB 眼藥水透過殺滅引起感染的眞菌來發揮作用，它還有助於減輕炎症和刺激。

二、抗阿米巴藥物

一些抗阿米巴藥物的例子包括：

1. Polyhexamethylene biguanide, PHMB：除了治療眞菌角膜炎外，這也是一種常用於阿米巴角膜炎治療的藥物。它具有抗微生物活性，能有效抑制阿米巴原蟲的生長和繁殖。
2. Metrifonate：這是一種內服藥物，常用於治療阿米巴原蟲感染，包括阿米巴腦膜炎。
3. 網路有傳印度草藥薑黃植物 turmeric plant 萃取的薑黃素（Curemin）是一可用於治療阿米巴角膜炎的藥物，但目前無可靠臨床證據可言。

第3章 類固醇與抗生素眼藥

第一節 紅眼症與類固醇

可能引起眼結膜炎，俗稱紅眼（red eye），臨床術語爲粉紅眼（pink eye）的因素，包括病毒、細菌、過敏原或刺激物，如抽菸的煙霧或化學物質。病毒性紅眼通常是由腺病毒（adenovirus）引起的，腺病毒是一群可能導致呼吸道問題的病毒群之一。

腺病毒是一種 DNA 病毒，其具體結構和特性如下：

結構：

1. 蛋白質外殼：腺病毒具有一個對稱的蛋白質外殼，這外殼包覆並保護病毒內的遺傳物質。
2. 病毒顆粒：具有典型的 20-30 奈米直徑的病毒顆粒，呈多邊形的對稱形狀。
3. 蛋白質纖毛：在腺病毒表面，一些纖毛狀的結構可幫助病毒黏附到宿主細胞上。
4. DNA：其基因組爲雙鏈 DNA，包含病毒的遺傳訊息。

特性：

1. 感染性：腺病毒對於哺乳動物和人類都有感染性，可能引起呼吸道感染、腸道感染和眼部感染等不同類型的疾病。
2. 多樣性：有多種不同的腺病毒血清型，引起的疾病也有所不同。
3. 穩定性：腺病毒在環境中相對穩定，可以在不同條件下存活一段時間。

4. 傳播：可以透過飛沫、直接接觸或汙染的水源等方式進行傳播。

腺病毒的感染可能導致不同症狀，包括呼吸道感染、結膜炎、腸道感染和較少見的嚴重疾病，例如肺炎或腦膜炎。其感染通常在免疫系統正常的人當中是較輕的，但對於免疫系統較弱或虛弱的人可能會造成更大的影響。

腺病毒具有高度傳染性，可透過感染者的呼吸道飛沫傳播，接觸感染病毒的表面，或直接接觸從眼睛或呼吸系統分泌物中感染的病毒來傳播。重要的預防是要保持良好的衛生習慣，例如經常洗手，以幫助預防病毒性結膜炎的傳播。

其他病毒，如單純疱疹病毒和水痘／帶狀疱疹病毒（負責水痘和帶狀疱疹的病毒），也可能導致衍生性的病毒性結膜炎。

需要注意的，也是很重要的一點是，高達 80% 的結膜炎病例是由病毒引起的[22]，最明顯的症狀是眼睛發炎因而發紅。有炎症存在時，類固醇的藥效甚高，是臨床醫師能夠爲病人提供的最強大和最有效的治療方式。恰當的運用類固醇，可以預防進一步的眼睛損傷，而且用量正確時，類固醇可以快速且有效地發揮作用。成千上萬的病人患有眼部炎症，在接受類固醇治療的情況下，鮮少有人病情惡化，而且基本上沒有任何病人在使用局部和／或口服類固醇治療後，炎症沒有明顯改善的情況。

一般藥物學提及類固醇使用時，會強調其長期及高劑量使用情況下可能引起的副作用，例如[23]：

1. 免疫系統抑制：類固醇會抑制免疫系統的功能，使身體更容易感染細菌、病毒和眞菌。這可能導致感染風險增加，並可能使感染更難治療。

2. 骨質疏鬆：長期使用類固醇可能導致骨質疏鬆，使骨頭變得脆弱且容易骨折。這種副作用特別常見於長期高劑量使用類固醇的人群。
3. 體重增加：類固醇可以導致體重增加，尤其是在臉部、頸部和腹部積聚脂肪。這被稱爲類固醇性肥胖。
4. 血壓升高：某些人使用類固醇後，可能會出現血壓升高的情況。
5. 糖尿病：類固醇可能導致血糖升高，使某些人產生糖尿病或使已經存在糖尿病的人難以控制血糖。
6. 眼睛問題：長期使用類固醇，可能增加發生白內障和青光眼等眼睛問題的風險。

當然，具體的副作用可能因使用方式、劑量和個體差異而有所不同。運用爲眼科局部藥物時，並非沒有風險，不當使用時可能會對病人造成意外的損害，一般的顧忌有兩項：

1. 一是上皮疱疹感染（epithelial herpetic infection），在使用類固醇時，會使病情快速惡化。
2. 其次是從 acanthamoeba 或眞菌性角膜炎的早期臨床表現會是很難確定的診斷，但是這種情況下，使用抗生素一類固醇混合劑先行治療也可能使病情惡化。

事實上這兩項危險都有能夠對付的機制：

1. 由於疱疹病毒性上皮角膜炎（herpes simplex keratitis）是一種單側性疾病，任何單側紅眼，臨床醫師必須考慮到疱疹病毒性角膜炎的可能。在每一個病例中，先點用螢光素染料，以檢查角膜上皮的完整性。如果是完整無缺，但診斷仍然難以確定，那麼還是可以開立類固醇，因爲大多數急性紅眼病例都是由炎症引起的。雖然疱疹病毒性結膜炎可能會先發於角膜疾病，但這種情況非常罕見。在這種情況下，開立類固醇可能會導致角膜樹枝狀（dendrites）缺陷，可是這甚至不是一個嚴重的問題。此時，只需停止類固醇（也不需要逐步減量）並開始口服抗病毒藥物，病人就會好轉。

2. 在診斷不確定時，有的醫師採取在幾天內先使用抗生素，然後再重新評估。但是診斷不確定時，例如是否爲眞菌、阿米巴感染，先使用類固醇通常還是較佳的行動方案。如果對病人的狀況實在不能確定，可以獲取他們的聯絡資訊，在一兩天內跟進檢查其進展情況。這種方法表明醫師關心病人的健康狀況外，並可以在必要時，即病人病情並無改善的情況下，調整治療計畫。

很多醫師就是爲了避免這兩種可能性，而不願意在確定病原之前使用類固醇，但是不及時使用，病人除了要承受不必要的痛苦外，還可能對病人造成傷害。對於急性紅眼的病例，僅開立抗生素療法的風險，在於將眼部曝露在長期未治療的炎症下進一步損害，並且可能增加病人的抗生素耐藥性。而且，在急性紅眼的病例中，只有少數病人能夠從抗生素治療中獲益。

在眼科以外的醫療機構（例如：急診室、基礎級保健中心）尋求紅眼的評估和治療的病人，更可能會遇到不願爲急性紅眼開立類固醇的情況。這是因爲未接受專業訓練的醫護人員可能無法準確區分各種結膜炎，例如沒有裂隙燈觀察的訓練，或並不了解類固醇在控制炎症方面的重要性。

不用類固醇倒也罷了，可是許多家醫、小兒科醫師和醫療專業人員往往過度開立抗生素，認爲這樣更安全。但是與事實背道而馳，因爲單獨使用抗生素無法緩解炎症，還會延遲病人的康復。

在處理急性紅眼時，應該毫不猶豫地開立局部眼科類固醇，或單獨使用，或與抗生素結合使用。

一、如何確定病原

本章的第一節類固醇已經強調過，根據流行病學調查，超過 80% 的結膜炎病例是由病毒引起的，並且通常是自限性的。因此，最多只有五分之一的病人會從抗生素中受益。

因此即使在確定需要使用抗生素的情況下，局部抗生素只能提供中度的效益。在許多情況下，最好還是開立局部類固醇藥物的處方，當然前提是先得使用螢光素染料點在角膜，來排除單側紅眼的疱疹性角膜炎。再者，遇到紅眼但不確定其病因時，應該是開立局部類固醇或類固醇—抗生素複方藥物處方來控制炎症。

當然，初期的流行性角膜結膜炎（epidemic keratoconjunctivitis）也可能是單側性的，但至終會牽涉到另一眼。如果懷疑是腺病毒（adenovirus）引起的，AdenoPlus（Quidel）的即時測試可以幫助確診；AdenoPlus 是由 Quidel 公司開發的一種診斷測試，旨在幫助醫療專業人員迅速檢測腺病毒結膜炎，這種通常稱爲紅眼病的腺病毒結膜炎是一種高度傳染性感染。

AdenoPlus 測試，基於免疫層析法技術開發。它能檢測出有結膜炎症狀的患者獲取的結膜樣本中的腺病毒抗原的存在，該測試使用眼部分泌物樣本或結膜拭子進行。測試程序迅速，通常在 10 分鐘內提供結果。

進行測試時，醫療專業人員將患者的眼部分泌物或拭子樣本，應用於 AdenoPlus 測試裝置上。該裝置含有與特定腺病毒抗原反應的試劑，如果樣本中存在腺病毒，則會出現可見的彩色線條，表示對腺病毒結膜炎的檢測結果爲陽性。

AdenoPlus 測試被認爲是醫療專業人員區分結膜炎病因爲病毒或細菌的有用工具，它可以幫助指導適當的治療決策和感染控制措施。然而需要注意的是，該測試並不意味著可以替代醫療專業人員的全面評估和診斷。對於完整評估患者的狀況，可能仍然需要其他臨床評估和實驗室檢測。

事實上，僅僅仔細觀察病徵和症狀也可以進行診斷。首先，受感染的眼睛會有分泌物，如果是細菌感染，分泌物呈黏膿性；如果是病毒感染，分泌物呈清水性；如果是沙眼衣原體（chlamydia）感染，分泌物呈黏液性；如果沒有分泌物，則眼睛沒有外部感染。此外，局部鞏膜結膜充血幾乎總是炎症性的（例：表鞏膜炎 episcleritis），但有一個例外是早期或中度細菌性結膜炎，其中上部組織相對較少受影響，而下部（由於重力、拉力導致下部細菌數量增加）受到較多影響。

二、眼局部類固醇處方考量

如果角膜存在顯著的上皮缺損，是否就不要使用局部類固醇？

角膜浸潤（corneal infiltrates）是常見的症狀，尤其是戴隱形眼鏡的人更爲平常。如果這些白血球細胞浸潤物在前表面的角膜基質（stroma）中停留足夠長的時間，前表面的上皮細胞就會因其下的炎症活動而受損，上皮缺損其實是由其下的炎症引起的。局部類固醇抑制基質發炎（即次上皮炎症 subepithelial inflammation），能夠迅速使角膜上皮再生。如果不使用局部類固醇，上皮缺損將持續多天，直到固有的角膜自身解決機制啓動。在角膜緣（limbus）周圍或附近的圓形或卵形缺損涉及炎症的過程，是因爲高度血管化的角膜緣含有豐富的體液免疫（抗體）和細胞免疫（白血球細胞）性質。

類固醇會導致眼壓上升嗎？

雖然從技術上來講是正確的，但以適當的方式使用局部類固醇可以幫助減少這種潛在的副作用。例如，帶狀疱疹（shingles）和其他眼前段炎症性疾病會導致小梁組織（trabecular meshwork）發炎。在這些情況下，通常不需要使用降壓藥物，而是局部類固醇可以抑制組織炎症，幫助眼壓恢復正常。

在治療細菌性結膜炎時，是否不要與抗生素搭配使用類固醇，因爲類固醇會阻礙細菌根除，延緩癒合？

這是一個純理論的概念，沒有實際應用價值。使用抗生素和類固醇的混合劑來治療細菌性結膜炎，可以達到三個目的：殺死細菌、抑制次發性炎症、使病人更快的改善外觀和痛感。

處於腺病毒（adenovirus）感染情況下，使用類固醇會延長康復時間？

儘管這在理論上可能是正確的，但病人在疾病期間的舒適度非常重要。透過使用類固醇，即使需要幾個小時才能完全康復，病人也可能在疾病期間感覺好得多。

還有一點，類固醇會導致青光眼嗎？

簡短的答案是「不會」。傳統的酮類固醇（keto-steroids），尤其是 Dexamethasone、Prednisolone 和 Difluprednate，有使眼壓上升的傾向；而基於酯的類固醇（ester-based steroids）則很少有這種現象。而且，眼壓增加和青光眼不是同義。臨床上，大多醫師都見過治療期間眼壓升高的病人，這是類固醇的不常見副作用之一，但已被廣泛認知（和不必要的懼怕）。那麼，如何避免青光眼呢？可以遵循以下規則：

1. 首先，初始時不要開立超過一瓶類固醇滴劑，以避免病人的藥物濫用。
2. 其次，對於被開立類固醇的所有病人，安排一個在不到一個月內的隨訪，如果病人的視神經頭顯示爲青光眼，則安排更早的隨訪。

如果確定病人是「類固醇反應者」，則在開立類固醇時需要更加密切地監測該病人。雖然這種眼壓增加在某些病人中確實存在，但並不常見，而且發生時，眼壓增加的程度也有限，不會很高。不過，從眼壓高演變到青光眼，倒是反映出醫師疏忽和管理不善。在任何開立類固醇的情況下，務必查看病人及時的隨訪，以評估治療進展。

三、追蹤的優點

適當的追蹤非常重要，可以減少病人對疾病或治療的誤解和擔憂，增強醫師和病人之間的信任，還可以降低病人尋求不必要的第二意見，進而延誤治療的可能性。急性結膜炎的病情很少按照教科書所述的一清二楚的步驟進行，通常只顯示爲無特異性的炎症，因此需要及時讓病人回診，才能知道治療無效或診斷錯誤的情況。在開始治療幾天後，查詢病人的進展情況也可以幫助緩解疑慮。當醫師對診斷不能確定時，可以開始使用類固醇治療，但應告知病人診斷尚不完全清楚，使用此藥物有可能使眼睛惡化。這種對話是與病人建立互動關係的關鍵，屬於病人管理的範疇，與治療疾病一樣重要。

進一步說，如果從一開始就有疑慮，可以在兩天後打電話給病人，查詢他們的進展情況，病人喜歡醫師打電話關心。舉一個例子，醫師可以告訴病人：「這種藥物應該可以幫助您的眼睛迅速康復，但是目前對您的病情診斷還不完全清楚，使用這種藥物有可能使您的眼睛惡化。讓我在幾天後再看您是很重要的，我隨時都很樂意爲您服務。」如前所述，這種眞誠的對話是實現最佳病人護理和關係的關鍵。所有這些都屬於「病人管理」的範疇，遠遠超出了單純的疾病管理，只有管理疾病而不管理病人往往會讓醫師和病人都感到沮喪（這不僅適用於類固醇治療，也適用於任何眼科疾病的管理）。

四、最有療效的類固醇

眼科醫師另一個常見的失誤是猶豫不決地開立類固醇來「試水溫」——這種方法既無法緩解症狀，也無法加快疾病緩解。事實上，在治療初期使用類固醇，可以快速鎮壓炎症反應，之後可以根據需要，執行適當的減量計畫。

臨床上，過去幾年中最有效的兩種眼科局部類固醇是Durezol 乳劑（0.05% Difluprednate, Novartis）和 Pred Forte（1% Prednisolone acetate, Allergan）。Durezol 可以說是局部類固醇的重量級選手，在需要快速鎮壓中度到重度炎症時是首選。這個藥物是以乳劑形式製成的，在使用前不需要上下強力搖晃藥瓶以混合成分。

此種藥物在嚴重或不會緩解的虹膜炎治療中，有著悠久的使用歷史，並越來越被認爲是一種受歡迎的手術後護理藥物。在臨床上，出於幾個原因，Durezol 和 Pred Forte 都方便好用：使用前不需要搖晃藥瓶，也不需要頻繁使用，增加了病人的遵行性。Durezol 的活性代謝物 Difluprednate 對糖皮質激素（glucocorticoids）結合的親和力比 Prednisolone 強 56 倍。此外，該藥物的化學結構修改，使 Difluprednate（衍生自 Prednisolone）跟 Prednisolone 有一致的效力。一般而言，藥物越有效，副作用的潛在風險也越高。Durezol 也不例外，因爲它可能會引發眼壓上升。因此，最佳做法是經常進行隨訪，以監測病人的情況和檢查眼壓。

臨床上，Pred Forte 雖然不如 Durezol 有效，Prednisolone acetate 1%（不要與 Prednisolone sodium phosphate 1% 混淆，後者是 Prednisolone 的溶液形式）還是具有出色的抗炎功效。它在眼部炎症疾病的廣泛應用中，特別是在手術後和前部葡萄膜炎症病例中是廣泛的被運用。與 Durezol 不同，這藥是懸浮液，必須在滴入前強烈搖晃藥瓶。有些藥師會給出 Prednisolone acetate 的學名藥，雖然醫師已經明確表示「按處方開藥 dispense as written」，仿製藥雖然便宜，但效果是明顯較差。當然，如果病人需要最大療效的類固醇時，Durezol 還是首選藥物。

五、療效甚佳的類固醇

臨床療效其次的藥物包括 Lotemax SM 和 Lotemax Gel（loteprednol 0.38% 和 0.5%，Bausch + Lomb），原品牌名爲 Inflamase Forte 的學名藥是 Prednisolone phosphate 1% 溶液和學名藥 Prednisolone acetate 1%。Dexamethasone 也屬此類藥物，可以是溶液或懸浮液形式。值得注意的是，學名藥 Prednisolone sodium phosphate 1% 溶液的穿透角膜效果不如 Prednisolone acetate 1%。

1. Lotemax SM 0.38% 和 0.5% **凝膠滴眼劑**

最新版本的 Loteprednol 使用亞微米（SM, submicron）顆粒來增強藥物在淚液中的溶解度，相較於 Lotemax 0.5% 凝膠滴劑，其穿透角膜的滲透率加倍。此變化還能使藥物更能附著在眼表面。美國食品藥品監督管理局（FDA）已經批准該藥物用於治療眼部手術後的炎症和疼痛，但還有許多標示外（off-label）用途，也是使用這種改良配方。

原始和最新製劑都使用了凝膠到液體的輸藥系統，因此不需要搖動藥瓶以便均勻藥水。Lotemax SM 0.38% 已經被 FDA 批准使用每日三次劑量，而 0.5% 的版本被批准使用每日四次劑量。當然，在更嚴重的眼部炎症情況下，可以採用更積極的給藥方案。兩者都使用非常低劑量的 BAK（0.003% benzokonium chloride）作爲防腐劑。從比較的角度來看，Latanoprost 含有 0.02% 的 BAK，而病人的耐受性已是相當的好。

Lotemax SM 和 Lotemax 膠滴是不會發生有沉澱物的眼藥水，所以在滴入眼睛之前不需要搖動藥瓶。雖然標記爲凝膠，但一旦在眼表面上，這些藥物就變成了黏稠的液體。通常 Lotemax SM 或 gel 作爲標示外的乾眼症治療方法，同時也用於治療許多慢性、反覆發作的炎症疾病，如基質狀單純疱疹角膜炎（stromal herpes simplex keratitis）、泰格森角膜炎（Thygeson's SPK）、慢性葡萄膜炎、淚痣（pinguecula）和翼狀胬肉（pterygium）發炎。

雖然 Loteprednol 的療效不如 Prednisolone 和 Durezol，但它的酯類（ester）衍生物引起的不良副作用（如後囊下白內障和眼壓升高）的發生率更低。例如，在一個第 III 期臨床研究中，在 409 名使用 Lotemax gel（0.5%）的病人中僅有 2 名在治療 18 天後眼壓增加超過 10 毫米汞柱；而使用 0.5% Loteprednol 懸液治療白內障手術後炎症時，其效果接近於 Prednisolone acetate，且對眼壓的影響較小。

2. Prednisolone sodium phosphate 1%

此藥已經是一種非專利藥，但是當需要一種便宜而有效的類固醇時，可以選擇此藥。與許多其他局部類固醇不同，此藥是以溶液形式而非懸浮液，所以使用前不需要搖晃藥瓶，可以說是爲年長的關節炎病人而設計的優秀選擇，因爲強力搖晃瓶子不是那麼容易。同時，它也非常適合於佩戴軟性隱形眼鏡的病人，因爲與懸浮液相比，它在隱形眼鏡上沉澱的程度不是那麼嚴重。

3. Prednisolone acetate 1%

這個學名藥的懸液是相對的便宜，是輕度至中度急性炎症的合理選擇。然而，在進階的虹膜炎和葡萄膜炎的情況下，不建議使用此藥。在處方可能影響視力的臨床情況下，處方上需註明「必須使用品牌名稱 brand name necessary」，或者乾脆直接處方 Durezol，以避免與藥房或保險公司的官僚爭執。

六、療效中等的類固醇

這裡介紹的兩種常見的類固醇眼用藥是 Fluorometholone 0.1% suspension 和 Alrex suspension（Loteprednol 0.2%, Bausch + Lomb），兩者在使用前都需要搖晃藥瓶。

Fluorometholone 0.1% suspension 有兩種衍生物：酒精型（FML，Allergan，也有學名藥）和醋酸酯型（Flarex，Eyevance Pharmaceuticals，也有學名藥）。要注意的是，醋酸酯基團賦予 Fluorometholone 比酒精型更高的抗炎作用。由於 Fluorometholone alcohol 有學名藥，其價格相對便宜。儘管 Fluorometholone 較其他酮類（ketone）類固醇升高眼壓的風險較低，但是長期使用 Fluorometholone 的舒適度並不如使用酯基化（ester-based）的 Loteprednol。

由於在任何情況下都應該使用最低但有效的劑量，因此不建議使用 FML Forte（Fluorometholone 0.25% ophthalmic suspension），因爲 Fluorometholone 0.1% 濃度代表劑量反應曲線的頂部，意味著 0.25% 的濃度並不比 0.1% 更有效。

另一種酯基類固醇是 Alrex（Loteprednol 0.2%），在 Thygeson's SPK、眼部過敏和需要維持治療的乾眼症病人中，Alrex 是一種很好的防單標示外使用治療藥（off-label therapeutics）。由於 Alrex 的療效略低於其「老大哥」Lotemax SM 0.38% 和 Lotemax gel 0.5%，因此在理論上，它具有更安全的治療性質。對於顯示結膜充血、結膜水腫（chemosis）或眼瞼腫脹等症狀的過敏性眼病病人，通常處方使用 Alrex（或 Lotemax）每天用藥四次，共一週，然後改爲每天用藥兩次，一到四週。

七、類固醇眼藥膏

眼科類固醇藥膏有多種臨床用途，其中三種經常被使用，分別是：

1. Lotemax 眼藥膏

Lotemax 眼藥膏（Loteprednol 0.5%, Bausch + Lomb）是唯一的一種酯基類固醇眼藥膏，適用於處理手術後的炎症和疼痛，但還有許多標示外的臨床應用，例如乾眼症、過敏、角膜移植保護、眼瞼炎、巨大泡形結膜炎（giant papillary conjunctivitis）、慢性葡萄膜炎、角膜免疫性疱疹（stromal immune herpetic keratitis）、Thygeson's SPK、復發性角膜糜爛、加強急性進展性葡萄膜炎或脈絡膜炎的類固醇眼藥水治療、接觸性皮膚炎和其他炎症性疾病。Lotemax 眼藥膏非常適合早上醒來時，感到眼睛沙沙澀滯的病人。

2. FML 眼藥膏

FML 眼藥膏（Fluorometholone 0.1%, Allergan）的使用方式與 Lotemax 眼藥膏類似，適用於眼瞼和結膜、角膜、眼球後段的炎症，以及前述的非標籤使用。但要注意類固醇相關的不良反應，因爲它是酮類（ketone）配方。

3. 0.1% Triamcinolone 乳膏

這是一種適用於眼周皮膚炎症的皮膚科藥物，此乳膏早已成爲學名藥。多年來，一直是治療接觸性眼瞼皮膚炎（contact blepharodermatitis）的最佳藥物。它有 15 克和 30 克管裝，管上寫有「不適用於眼科」的註記，但只要按照處方使用即可，不過需要向病人解釋，Triamcinolone（Kenalog）經常被視網膜專科醫師用於 FDA 批准的注射入眼治療。因此，如果一些 Triamcinolone 藥膏進入眼中，並不需要擔心。

八、眼局部類固醇的療效排名

基於綜合臨床經驗和現有的比較資訊，對眼局部類固醇的相對療效進行評級，從最具療效性的開始，循序列在此處：

1. Difluprednate 0.05%
2. Prednisolone acetate 1%
3. Loteprednol 0.38% or 0.5%
4. Rimexolone 1%
5. Fluorometholone acetate 0.1%
6. Dexamethasone 0.1%
7. Fluorometholone alcohol 0.1%
8. Loteprednol 0.2%
9. Prednisolone 0.125%
10. Hydrocortisone 1%

九、逐漸停用類固醇的要訣[24]

使用系統性類固醇時不能驟停，因爲這可能導致腎上腺功能不全或其他戒斷症狀。雖然眼用類固醇用量比口服或靜脈注射的量少很多（例如口服的 Prednisolone，每日 1,250 mg 相當於靜脈注射 1,000 mg 的 Methylprednisolone sodium succinate（Solu-Medrol®）3 天以治療急性視神經發炎），但讓病人逐漸停用眼部局部類固醇，還是個挑戰。

1. 個人化：減量計畫的時間表因個人的病情、使用類固醇的時間長短，以及具體使用的類固醇藥物而異。醫師可以根據病人特定需求，來制定個別化的減量計畫。

類固醇眼藥

品牌藥名	學名藥名	製造商	配方	瓶／管裝含量
最高效的類固醇				
Durezol	difluprednate 0.05%	Alcon	emulsion	5ml
Lotemax SM	loteprednol etabonate 0.38%	Bausch + Lomb	gel drops	5g
Lotemax gel	loteprednol etabonate 0.5%	Bausch + Lomb	gel drops	5g
Lotemax ointment	loteprednol etabonate 0.5%	Bausch + Lomb	ointment	3.5g
Inveltys	loteprednol etabonate 1%	Kala Pharmaceuticals	suspension	5ml
Pred Forte	prednisolone acetate 1%	Allergan and generic	suspension	5ml, 10ml, 15ml
generic prednisolone sodium phosphate	prednisolone sodium phosphate 1%	Generic	solution	5ml, 10ml, 15ml
Maxidex	Dexamethasone 0.1%	Novartis	suspension	5ml
Vexol	rimexolone 1%	Novartis	suspension	5ml, 10ml
中等及較低效的類固醇				
Alrex	loteprednol etabonate 0.2%	Bausch + Lomb	suspension	5ml, 10ml
Flarex	fluorometholone acetate 0.1%	Eyevance Pharmaceuticals	suspension	5ml, 10ml
FML	fluorometholone alcohol 0.1%	Allergan and generic	suspension	5ml, 10ml, 15ml
FML ointment	fluorometholone alcohol 0.1%	Allergan	ointment	3.5g
Pred Mild	prednisolone acetate 0.12%	Allergan	suspension	5ml, 10ml

2. 監測：在減量過程中定期監測症狀、荷爾蒙和整體健康狀況至關重要。這有助於確保減量順利進行，並可以進行必要的調整。
3. 支持性藥物：NSAIDs（non-steroid anti-inflammatory drugs）或其他支持性藥物，可用於管理相關的疼痛或炎症，當然它們並不是專門用於減量類固醇的。NSAIDs 如 Prolensa（Bromfenac, Bausch + Lomb）每天一次，或在開始下一個類固醇減量時，每天 4 次使用學名藥的 Diclofenac 或 Ketorolac。這可以提供足夠的補充性抗炎，以利類固醇緩慢減少療法的繼續進行，或者可以嘗試口服 NSAID：Celebrex（celecoxib, Pfizer）每天 100 毫克，此舉需要幾週時間。

在某些情況下，長期使用類固醇是必需的。某些接受角膜移植、角膜免疫性疾病、慢性葡萄膜炎或難治性乾眼症的病人可能需要終身低劑量類固醇治療。雖然過去常用基於酮的老一代類固醇進行長期治療，但對於這些長期用藥方案，建議使用基於酯的 Loteprednol SM 0.38% 或 0.5% 凝膠，在標示外用途（off-label use）之下每天一次。儘管基於酮的類固醇在低劑量治療中似乎表現良好，但出於其作爲基於酯類固醇的安全性增強考慮，Loteprednol 更爲可取。有些病人確實是需要每天一滴類固醇來控制其疾病。

第二節　抗生素眼藥

一、細菌學摘要

細菌天然存在於身體的皮膚和黏膜，包括眼睛在內。眼睛中存在的細菌的類型和數量，可以根據多種因素而有所不同，依年齡、健康狀況和生活方式而異。

一般說來，眼睛中存在的細菌是無害的，不會引起任何問題。然而，如果眼睛中的細菌平衡被破壞，就可能導致感染。這可能是因爲細菌變得過多，或者身體的免疫系統無法抵禦。

一些常見的可能引起眼部感染的細菌包括：金黃色葡萄球菌（Staphylococcus aureus）、肺炎鏈球菌（Streptococcus pneumoniae）、流感嗜血桿菌（Haemophilus influenzae）、喜鵲嗜痰桿菌（Moraxella catarrhalis）、綠膿桿菌（Pseudomonas aeruginosa）、奇異變形桿菌（Proteus mirabilis）、大腸桿菌（Escherichia coli）。這些細菌可能導致多種眼部感染，包括：結膜炎、瞼緣炎、角膜炎、內眼炎。一般的症狀是：眼睛紅腫疼痛、流淚、對光敏感、視力模糊、眼睛有分泌物。如果病人有眼部感染的病史，重要的是採取措施，預防再次發生。這些措施包括：頻繁洗手、避免觸摸眼睛、戴太陽眼鏡保護眼睛免受陽光照射、避免在骯髒的水中游泳、定期接受眼部檢查。

細菌學是透過細菌的形狀、革蘭氏染色反應（gram stain 是丹麥醫師 Hans Christian Jaochim Gram（1853-1938）所發明，Gram 應是大寫，但傳統使用小寫）、對氧氣的需求，以及它們的運動能力來進行分類：

1. 根據它們的形狀可分爲四個主要的群體

(1) 球形細菌：它們可以成對排列（雙球菌）、成鏈排列（鏈球菌），或成團排列（葡萄球菌）。

(2) 桿狀細菌：它們可以單個存在、成對存在，或成鏈排列。

(3) 螺旋形細菌：它們具有運動能力，可以透過旋轉身體來移動。
(4) 弧形細菌：弧菌是逗號形狀的細菌。它們具有運動能力，可以透過旋轉身體來移動。

2. 細菌可以根據它們的革蘭氏染色反應（gram stain）分爲兩個主要群體

(1) 革蘭氏陽性（gram positive）細菌具有厚的細胞壁，使用革蘭氏染色時會呈紫色。
(2) 革蘭氏陰性（gram negative）細菌具有薄的細胞壁，使用革蘭氏染色時不會呈紫色。

革蘭氏陽性細菌具有厚的肽聚糖層（peptidoglycan layer），並與壁酸（teichoic acid）交聯。革蘭氏陰性細菌具有薄的肽聚糖層，並被外膜包圍；外膜含有脂多醣（LPS, lipopolysaccharide），負責革蘭氏陰性細菌的負電荷。

革蘭氏染色程序包括以下步驟：

(1) 革蘭氏染色程序中，第一步固定（fixation）指的是將細菌細胞黏附在顯微鏡玻璃片玻片，通常是透過將玻璃片以酒精燈火焰或使用化學固定劑來完成。固定有助於細胞黏附在片上，保存其結構並在染色過程中防止其被洗掉。它還能殺死細菌，使其更安全處理，並增強其對染料的吸收。這一步對於準確觀察細菌形態及後續染色極爲重要。
(2) 主染劑：結晶紫（crystal violet）是一種鹼性染料，可以與革蘭氏陰性細菌中帶負電荷的脂多醣結合，結晶紫會在細菌表面形成一層紫色。
(3) 脫色劑：乙醇可以從革蘭氏陰性細菌表面去除結晶紫。乙醇不會從革蘭氏陽性細菌中去除結晶紫，因爲厚的肽聚糖層阻止乙醇滲透細胞壁。

(4)對比染劑：藏紅（safranin）是一種紅色染料，可以與革蘭氏陽性細菌中的肽聚糖層結合，會在革蘭氏陽性細菌的表面形成一層紅色。

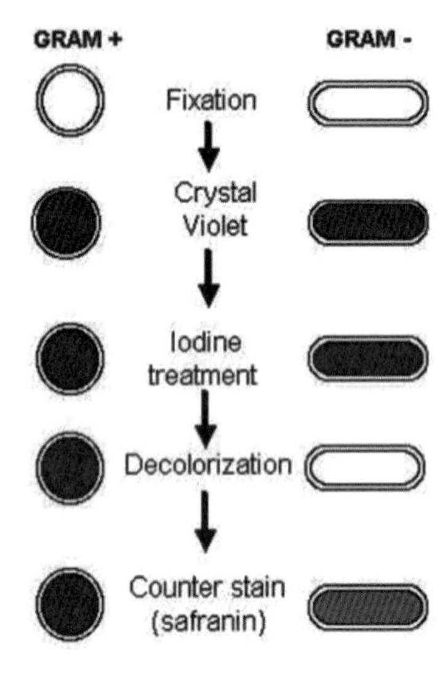

圖 4　革蘭氏染色程序示意圖

染色程序完成後，革蘭氏陽性細菌呈現紫色，革蘭氏陰性細菌呈現紅色。

臨床上，革蘭氏染色最爲有用，在臨床微生物學實驗室中鑑定引起感染的細菌，也用於研究實驗室中觀察細菌的生長和形態。

3. 細菌可以根據其對氧氣的需求分爲兩個主要群體

(1)需氧菌需要氧氣生長。

(2)厭氧菌不需要氧氣生長。

4. 細菌可以根據其運動能力分爲兩個主要群體

(1) 運動性細菌可以透過使用鞭毛、纖毛或滑動來移動。

(2) 不動性細菌，如其名，無法移動。

除了這四種主要的細菌分類方式外，它們還可以根據其棲息地、致病性和基因組成進行分類【25】。

二、使用抗生素治療原理

一般病徵是單側或雙側眼睛發紅，伴有不同程度的化膿性或黏液膿性分泌物。

在輕微的情況下，需要在高倍放大下，仔細檢查淚腺湖，並尋找微粒狀殘渣，這可能是細菌感染的證據。

耳前淋巴結腫大並不常見，但在極急性的情況下可能存在。

在嚴重的情況下可能會出現結膜水腫。

表面點狀角膜炎（SPK, superficial punctate keratitis）可能會發生，特別是如果是葡萄球菌引起的。這通常是由於葡萄球菌外毒素對角膜的化學毒性作用，並且由於淚液膜的動力學，主要在下方鼻側出現。

如果確認是細菌性結膜炎，可以開立抗生素和類固醇複方懸浮劑，例如 Zylet（0.5% Loteprednol, 0.3% Tobramycin, Bausch + Lomb）、Tobradex（Tobramycin/Dexamethasone, Novartis）或 Maxitrol（Dexamethasone/Neomycin/Polymyxin B, Novartis）。這種混合劑治療可以達到兩個目標：根除細菌，同時壓制次要性的結膜充血。僅使用局部抗生素時，只是解決了病情的根除細菌部分。儘管這種治療方法最終會使眼睛恢復正常，但與複方藥物相比，需要多花幾天才能正常化。

當角膜受到細菌感染時，需要使用廣譜抗生素。感染的階段或程度以及位置決定了兩種選擇：如果感染部位處於中央位置，通常使用 Vancomycin 用於革蘭氏陽性細菌感染，而 Tobramycin 用於革蘭氏陰性細菌感染。對於程度較輕、是眞正的感染（而不是無菌滲出物）和非中央位置的病灶，Besivance（Besifloxacin ophthalmic suspension, Bausch + Lomb）是一個不錯的選擇。對於任何角膜感染，可以加開睡前用 Polysporin 或 Neosporin 眼藥膏。

當然細菌性角膜潰瘍的雙重療法，在幾十年來一直是臨床標準。Tobramycin 覆蓋革蘭氏陰性菌，而 Vancomycin 則覆蓋革蘭氏陽性菌，新的組合劑則已經預先強化。即 Tobramycin 爲 1.5%（標準劑爲 0.3%），Vancomycin 爲 5%（一般不設標準劑濃度），此爲 Fortisite™ 眼用液，由 Harrow Health 旗下的 ImprimisRx 推出，但必須直接在 Imprimisrx.com 訂購。

三、可供選擇的所有局部抗生素的簡介

Bacitracin 軟膏：嚴格說來，這種軟膏是一種青黴素類抗生素，通常用於治療葡萄球菌性眼瞼炎。在熱敷和眼瞼清潔後，可以在睡前將 Bacitracin 軟膏塗抹在眼瞼緣上，連續使用四到六天。然而，由於伴隨著葡萄球菌性眼瞼炎的組織炎症，通常會選擇一種抗生素和類固醇的結合軟膏，如學名藥的 Maxitrol。

Aminoglycosides：隨著 Fluoroquinolones 藥物的出現，這些藥物已經不再受到青睞。此外，這些藥物幾乎不會引起第四型超敏反應。抗生素的第四型超敏反應是一種遲發型過敏反應，通常發生在

用藥後數天至數週。這種反應不涉及免疫球蛋白 IgE，而是牽涉到 T 細胞和細胞介導的免疫反應。第四型超敏反應可能表現爲接觸部位的搔癢、發炎、皮疹或腫脹。嚴重情況下，可能引起組織損傷或器官功能障礙。這種類型的過敏反應需要時間來發展，因此在藥物使用後的一段時間內才會顯現症狀。Aminoglycoside 如 Neomycin 是一種廣效譜抗生素，但無法對抗假單胞菌（Pseudomonas），通常會與 Polymyxin B 或其他對抗革蘭氏陰性菌的抗生素一起使用。

Polymyxin B 混合劑：這些藥物可以擴展總體的抗生素覆蓋範圍。學名藥的 Polytrim（Polymyxin B + Trimethoprim）是一種有效的結合抗生素，以溶液形式提供。Polymyxin B 只對革蘭氏陰性菌有效，而 Trimethoprim 則對許多革蘭氏陽性菌和一些革蘭氏陰性菌有效。

Polysporin 結合了 Polymyxin B 和 Bacitracin，以眼用軟膏的形式使用。Polymyxin B 的革蘭氏陰性菌作用和 Bacitracin 的革蘭氏陽性菌作用，使其成爲一種優良、無毒性的廣效譜抗生素。

Neosporin 是由 Neomycin、Bacitracin 和 Polymyxin B 組成的三合一抗生素。眼藥水形式的 Neosporin 現在較少使用，因爲有很多其他選擇。

Fluoroquinolones：Besivance 是唯一的一種懸浮液形式的眼科局部抗生素。與所有 Fluoroquinolones 藥物一樣，Besivance 對 DNA 旋轉酶（DNA gyrase）和拓撲異構酶 IV（topoisomerase IV）具有活性。它廣效譜的覆蓋範圍可對抗革蘭氏陽性菌、革蘭氏陰性菌（包括假單胞菌）和厭氧菌，以及甲氧西林耐草蘚黴素金黃色葡萄球菌（MRSA, methicillin-resistant Staphylococcus aureus）和甲氧西林耐草蘚黴素表皮葡萄球菌（MRSE, methicillin-resistant Staphylococcus epidermidis）。第二代 Fluoroquinolones 藥物 Ciprofloxacin 是對革蘭氏陰性菌假單胞菌的首選藥物，其療效與第四代 Fluoroquinolones 藥物相近。第二代 Fluoroquinolones 藥物 Ofloxacin 很少使用。然而，由於這種藥物是學名藥物，因此對於細菌結膜炎來說，它仍然是一個合理且便宜的選擇。兩種熱門的第四代 Fluoroquinolones 藥物（即 0.5% Moxifloxacin）眼藥水，是以 Moxeza（Novartis）和 Vigamox（Novartis）上市。在臨床注意事項中，Vigamox 和 Moxeza 是唯二的無防腐劑眼科 Fluoroquinolones 類抗生素，從而減少了毒性或過敏反應的可能性（儘管這種反應非常罕見）。Gatifloxacin 是一種相當有效的第四代 Fluoroquinolones 藥物，獲得了美國 FDA 的批准，用於治療細菌結膜炎。雖然這些藥物有用且是學名藥，但所有第四代 Fluoroquinolones 藥物都出現了細菌對其抗藥性增加。儘管局部抗生素在當代眼科護理中有一定作用，但當需要使用時，臨床醫師應該使用最新的數據，例如來自 ARMOR 研究的數據來指導處方【30】。

1. Cochrane Review

至於是否要全陣仗治療急性細菌性結膜炎，也頗有歧議。「抗生素與安慰劑在急性細菌性結膜炎治療上的比較」的考科藍（Cochrane）回顧（Cochrane Review【26】），旨在評估抗生素與安慰劑治療急性細菌性結膜炎的療效和安全性。該回顧分析了 22 個隨機對照試驗，共涉及 6,267 名參與者，發現抗生素在改善細菌性結膜炎的臨床治癒或症狀消退方面，可能比安慰劑稍微有效，但差異沒有統計學上的顯著性。此外，該回顧發現，在不良反應或復發率方面，抗生素與安慰劑之間沒有顯著差異。基於這些發現，該回顧建議在考慮抗生素過度使用的潛在危害和未治療結膜炎併發症的低風險時，應謹慎使用抗生素治療急性細菌性結膜炎。

急性細菌性結膜炎是結膜的感染，是基層醫療中最常見的眼科疾病之一。一般開立抗生素處方是基於其可能加速恢復、減少持續時間和預防角膜炎的效果。而且許多急性細菌性結膜炎的病例是自限性的，有時並不需要抗生素治療。

考科藍回顧最初發表於 1999 年的考科藍圖書館，並在 2006 年、2012 年和 2022 年進行了更深入的研究。

最新版的兩位作者透過文獻檢索，評估了抗生素治療在急性細菌性結膜炎治療中的效益和副作用。作者獨立審查了確定研究的標題和摘要，共納入 21 個符合條件的隨機對照試驗，隨機分配了 8,805 名參與者，所有治療均爲滴劑或軟膏形式的局部治療。這些試驗在參與資格、干預措施的性質（抗生素藥物的類別，包括了氟喹諾酮類 fluoroquinolones [FQs] 和非氟喹諾酮類 non-FQs）、劑量頻率和治療時間，評估的結果和數年評估時間點上存在異質性（heterogeneity），即結論不盡吻合。

根據意圖治療（ITT, intention-to-treat）群 * 與安慰劑群相比，

* 注：「意圖治療」（intention-to-treat）是臨床試驗和研究中的一個基本概念。它指的是一組參與者根據最初的隨機分配治療而進行分析，無論他們是否接受或完成了預定的治療。主要原則是保持隨機分組的結構，保持研究開始時所建立的可比性。實質上，意圖治療的參與者根據其最初分配的組進行分析，不考慮不依從性、停止治療、方案偏差或轉換到其他治療等偏差。這種方法用於防止偏見，保持最初隨機分配的完整性，確保組間的比較仍然有效，並減少由於不遵從性或退出引起的結果扭曲的風險。意向分析提供了對治療效果更保守的估計，因爲它包括所有參與者在其最初分配的組中，因此反映了現實世界中不是所有參與者都完全遵守治療方案的情況。

抗生素可能提高 26% 的臨床治癒率（即臨床症狀或病徵消失）。次群分析顯示，抗生素類別或治療時間並無差異。在安慰劑組中，55.5% 的參與者在第 4 至 9 天自發性的痊癒，而使用抗生素的參與者的痊癒率爲 68.2%。根據修改後的 ITT 人群，在基於陽性微生物培養的隨機分配後，分析參與者的結果，抗生素可能會增加微生物學定義的治癒率，與安慰劑相比，在治療結束時有所增加，但藥物類別沒有次群差異。此回顧沒有研究評估抗生素治療的成本效益。接受抗生素治療的病人中，未完成治療的感染風險較安慰劑組低，病人持續臨床感染的可能性降低了 27%。在抗生素或安慰劑組中沒有報告嚴重的系統性副作用。與安慰劑相比，氟喹諾酮（FQ, Fluoroquinolones）但不是非氟喹諾酮劑（non-FQs）則可能會導致較少的眼部副作用。

此更新的發現表示，與使用安慰劑相比，使用局部抗生素會略微提高了治癒的機會。由於沒有引起嚴重副作用的證據，因此考慮使用抗生素可能會比使用安慰劑而實現更好的臨床和微生物學復原效果。這樣子就可以增加臨床治癒的參與者比例或加快恢復速度，或者兩者都同樣重要，這應該有助於個人早日回歸工作或學校學習，讓人們重新獲得生活品質。未來的研究可以考慮使用局部抗生素進行短時間 + 安慰劑治療，而非全盤抗生素治療以節省醫療成本和應對日益增加的抗生素抗性。

2. 用於治療眼疾的抗生素大要

(1) 眼用氯黴素（Chloramphenicol）：氯黴素是一種廣泛使用的抗生素，可用於治療眼部感染，如角膜炎和結膜炎。它是一種蛋白質合成抑制劑，可透過阻止細菌製造蛋白質來殺死細菌。

(2) 四環黴（Tetracycline）眼藥膏：這是一種青黴素類抗生素，常用於治療結膜炎和角膜炎。它透過抑制細菌細胞壁的合成而發揮作用。

(3) Moxifloxacin 眼藥水：這是一種 quinolone 類抗生素，可用於治療輕度和中度細菌性結膜炎和角膜炎。它可以透過抑制細菌 DNA 合成而殺死細菌。

(4) 眼用 Gentamicin：這是一種 aminoglycoside 類抗生素，可用於治療細菌性眼部感染。它透過抑制細菌蛋白質的合成而殺死細菌。

(5) 眼用 Polymyxin B 眼膏：這是一種多肽（polypeptide）抗生素，可用於治療角膜炎和結膜炎等眼部感染。它透過破壞細菌細胞膜而殺死細菌。

使用氯黴素時需注重事項：

氯黴素是一種廣效抗生素，於 1947 年首次從土壤樣本中分離出來。由於可能引起骨髓發育不全（bone marrow aplasia），氯黴素在美國不再廣泛使用。然而，在發展中國家，由於其有效性和低成本，氯黴素仍是被利用。在美國，其使用僅限於抗生素的潛在益處超過風險的感染情況。氯黴素透過結合到 50S 核糖體亞單位（ribosomal subunit）來抑制細菌的蛋白質合成。除了造血毒性外，灰色嬰兒綜合徵（gray baby syndrome）是與該藥物相關最明顯的不良反應之一[27]。

當氯黴素經全身給藥時，可能引起嚴重的血液學副作用。自 1982 年以來，據報導氯黴素已引起致命的再生障礙性貧血（aplastic anemia）[28]。當與 Cimetidine 一起使用時可能增加風險。即使是局部性的眼藥給藥，這種不良副作用也會發生，這很可能是因爲藥物在局部應用後，被全身系統吸收所致[29]。

總體而言，眼科抗生素的化學成分各不相同，但它們都透過抑制細菌的生長和繁殖而治療眼部感染。選擇適當的抗生素需要考慮到感染的類型和嚴重程度，以及病原菌的敏感性和耐藥性。並且使用抗生素的過程中應當注意藥物的劑量和使用時間，避免藥物濫用和耐藥性的產生。

四、全身系統性抗生素的選擇

一般使用口服抗生素的情況比局部用藥多得多，僅僅是因爲眼瞼感染（內部脂腺炎和眼瞼癤 internal hordeola and styes）的病例比細菌或角膜感染多。而且雖然很多口服抗生素可以挑選，一般總是偏好三種口服選項之一的 Cephalosporins（其他兩種是 Amoxicillin 和 Azithromycin）。對於大多數急性感染性眼瞼病例，建議病人僅使用熱敷來達到臨床治癒。當病情較爲嚴重時，可以開立的口服抗生素就是 Cephalexin（其最初品牌名爲 Keflex）500 毫克，一天兩次，療程爲一週。這種第一代 Cephalosporins 對革蘭氏陽性菌有良好的覆蓋範圍，例如最常見的金黃色葡萄球菌（Staphylococcus aureus）或表皮葡萄球菌（Staph. Epidermidis）。還有三種新發展的 Cephalosporins，它們在化學分子側鏈上有明顯的不同：Ceftin、Vantin 和 Omnicef。在眞正嚴重的但極少數的青黴素過敏病例的情況下，可以使用這些藥物。

Trimethoprim with sulfamethoxazole：爲了避免使用與青黴素密切類同的 Cephalosporins 於有過敏性反應史的病人的情況下，通常轉用其他藥物。最常開立的是品牌名 Septra 或 Bactrim。可以開立品牌名的藥物處方，但附上「可替換爲學名藥品」的註記。常見的劑量是每天兩次口服兩倍劑量的片劑／膠囊，療程爲一週。如果病人對磺胺類（sulfa）藥物也有過敏反應，可以考慮使用青黴素（每天 100 毫克，一週兩次）。

Fluoroquinolones 藥物：一般避免開立任何口服 Fluoroquinolones 類藥物，除非眞的有必要，因爲這類藥物在很少情況下可能導致肌腱斷裂（tendon rupture），而一旦發生則可能帶來嚴重後果。幸運的是，使用 Fluoroquinolones 類藥物不會引起肌腱斷裂的問題。

儘管這些藥物已經普遍使用多年，但它們的完整臨床資料持續變化。以下是美國疾病控制與預防中心（CDC）的新資訊【31】：

1.「在過去的十年中，美國 FDA 已發出多項警告，提到了與這些藥物使用相關的潛在嚴重不良反應，首先是肌腱病變和肌腱斷裂。在 2018 年 7 月，FDA 加強了 Fluoroquinolones 類藥物對血糖平衡的負面影響的警告，尤其是對口服降血糖藥物的老年人和糖尿病病人。」

2.「現在，在最新的更新中，FDA 提及了 Fluoroquinolones 類藥物的另一種公認、較不常見但更嚴重的不良反應——主動脈破裂和撕裂。Fluoroquinolones 類藥物可以上調細胞基質金屬蛋白酶的活性，導致 I 型和 III 型膠原纖維減少，而這些膠原纖維在跟腱和主動脈中占了大部分，這可能是發生這些不良事件的機制。最近發表的研究顯示，與對照人群相比，使用 Fluoroquinolones 類藥物的主動脈夾層和跟腱斷裂風險顯著增加，大約爲 2.5 至 3 倍。」（其中約有一半的主動脈破裂發生在 Fluoroquinolones 類藥物治療的前三週內。）

五、開立處方要領

1. 有些女性病人在口服抗生素使用期間，容易患上陰道酵母菌感染；大多數女性知道如何處理這種情況，所以在開藥之前與她們進行相應的諮詢即可。
2. 這些抗生素通常與進食一起使用，需要鼓勵病人這樣進行，以減少潛在的胃腸問題。只有在非常罕見的情況下，病人才需要同時使用益生菌。
3. 對於孕婦或 18 歲以下的兒童，應該先諮詢他們的產科醫師或兒科醫師，以獲得他們在藥物選擇和劑量方面的建議。特別是對於兒童，應該不猶豫地致電兒科醫師或藥師尋求幫助，以確保能爲每位病人選擇正確的抗生素和正確的劑量。
4. 關於青黴素的一個重要注意事項：由於大多數革蘭氏陽性細菌會產生青黴素酶，這會降低該藥物的功效，因此一般不開青黴素，除非使用 Augmentin（GlaxoSmithKline），其中包含 Amoxicillin（一種合成青黴素）和 clavulanic acid。clavulanic acid 可以保護 Amoxicillin 免受青黴素酶的降解作用，使其能夠有效消滅革蘭氏陽性病原體。最常用的劑量是每日兩次 875 毫克，爲期一週。對於體型較小的病人，考慮開立每日兩次 500 毫克的劑量。雖然存在有 1,000 毫克的配方，但尚未發現需要開立該劑量的情況。
5. 沙眼衣原體（chlamydia）感染，通常是經由性行爲傳播的，並且可能在下結膜深處巨大濾泡伴隨輕度紅眼和黏液分泌的情況下存在。仔細詢問常常令病人尷尬的病史，有助於確認臨床發現；衣原體培養也可以協助診斷，但必須冷藏，按時丟棄並更換。治療這些感染的首選藥物是口服 Azithromycin 1,000 毫克，可以選擇 250 毫克或 500 毫克的膠囊或片劑一次服用。

六、青黴素過敏

病人聲稱對青黴素過敏的情況，通常並非真正的過敏反應——醫學文獻已經堅定地駁斥了這種常見的過敏性。2018 年 11 月《美國醫學會雜誌》刊登了一篇相關文章，旨在緩解這種誤解【32】，以下是該文章的一些要點：

「只有 10% 的聲稱對局部抗生素過敏的人，實際上真的有過敏反應。」（請記住，頭孢菌素 Cephalosporin，如頭孢胺素 Cefotaxime 與青黴素共有類似 β- 內醯胺環（lactam ring）的結構，這意味著這兩種結構相似的抗生素之間可能存在交叉過敏反應。如果病人真的對青黴素有過敏反應，我們通常不會開頭孢菌素。話雖如此……）

「一項回顧性研究包括超過 65,000 名曾有青黴素過敏病史的病人，他們接受了超過 127,000 次頭孢菌素治療，結果只有三例嚴重過敏反應與這些藥物有關。這在統計上與接受頭孢菌素治療，非青黴素過敏病人的過敏反應率，沒有顯著差異。」

「即使是那些曾經真正對青黴素有過敏反應的人，在十年內失去對青黴素的敏感性的機會大約有 80%。」

「β- 內醯胺類藥物似乎具有其他抗微生物藥物類別所沒有的益處。它們不僅可以直接殺死細菌，還能提升我們身體免疫系統的活性。」

「目前正在進行一項大型全國性的推行計畫，在許多初級醫療和過敏科醫師的辦公室進行『口服挑戰』測試，以確定這些不正確聲稱對青黴素過敏的病人是否眞的具有過敏反應。這使得大量人士能夠『解除』對青黴素的過敏標記，進而在需要時得到更適當的治療。」

「廣泛使用的頭孢甲苯（Cephalexin），甚少不良反應。而且奇怪的是，儘管其大量使用，但抗藥性的增加並未發生。」

七、抗生素過度處方的結果

自第二次世界大戰以來，抗生素一直是醫學的重要支柱。然而，由於過度使用，抗生素在許多醫學領域出現了抗藥性的問題，曾經極其有效的抗生素不再提供相同的臨床效益。2022 年的醫學期刊 The Lancet（柳葉刀）報導，在 2019 年，抗生素耐藥性感染直接導致全球約 127 萬人死亡，且間接導致約 495 萬人死亡。鑑於這些前所未有的統計數字，醫師在開處方這些藥物時應謹愼行事，無論是局部應用還是全身用藥。

抗生素過度使用有多種原因，其中包括以下幾項：

1. 有些醫師忽略了最新研究的進展，導致治療上變得過於安逸而過度開立抗生素藥物。
2. 區分不同類型的結膜炎可能會是個挑戰，這會讓醫療保健提供者爲了預防潛在的感染而開立抗生素藥物。
3. 病人通常會認爲抗生素是萬能藥物，因此他們經常要求開立抗生素處方以確保安全，這會讓醫療保健提供者遵從要求，以提高病人滿意度。例如開立抗生素用以治療麥粒腫，是屬非必要。

八、麥粒腫的處理

麥粒腫（chalazion）本身並不是一種感染，而是一種非感染性的發炎情況。當眼瞼中的一個油腺被阻塞時，就會出現麥粒腫，形成一個小塊或小腫塊。通常，阻塞是由於油脂變厚或雜質堵塞了正常的油脂排出所引起的。隨著時間的推移，這可能導致發炎並形成麥粒腫。

儘管麥粒腫本身不是由感染引起的，但如果細菌侵入了被阻塞的油腺，可能會次生感染，導致受影響區域紅腫、疼痛感加劇。在這種情況下，麥粒腫可能伴隨著類似感染眼瞼的症狀，例如疼痛、生膿或發燒。也就是說，麥粒腫（chalazion）如果未經積極處理或處理不足時，將形成非感染性的肉芽組織瘢痕（granulomatous scar tissue），這種瘢痕組織積聚就是瞼板腺感染（meibomian gland infection）（即內脂肪粒 internal hordeolum）。積極使用熱敷可以防患於未然，避免急性感染和次發性瞼板腺瘤。建議病人每天進行四到六次，每次約 10 分鐘的熱敷，並在整個治療過程中保持熱度。病人可以使用各種方法來進行熱敷，包括重新溼潤乾淨的毛巾，用微波爐輕輕加熱充滿乾飯的襪子，用熱水煮熟的蛋放在絲襪中，或使用商業上可購買的各種熱敷裝置。

第三節　抗生素—類固醇眼混合眼藥水

數據顯示，眼科醫師在急性結膜炎的治療中，相比其他非眼科醫師更傾向於開立抗生素—類固醇複方治療劑。在一項關於急性結膜炎的研究中，就診視光眼科醫師的病人中，多達 30% 的病人，

眼局部用抗生素

品牌藥名	學名藥名	製造商	配方	小兒用歲數	藥瓶／管含量
Fluoroquinolones					
Besivance	besifloxacin 0.6%	Bausch + Lomb	Suspension	≥ 1 yr.（歲，下同）	5ml
Ciloxan	ciprofloxacin 0.3%	Novartis and generic	sol./oint.	≥ 1 yr./ ≥ 2 yrs.	5ml, 10ml/3.5g
Moxeza	moxifloxacin 0.5%	Novartis	Solution	≥ 4 mos（月，下同）	3ml
Ocuflox	ofloxacin 0.3%	Allergan and generic	Solution	≥ 1 yr.	5ml, 10ml
Vigamox	moxifloxacin 0.5%	Novartis	Solution	≥ 1 yr.	3ml
Zymaxid	gatifloxacin 0.5%	Allergan and generic	Solution	≥ 1 yr.	2.5ml
Aminoglycosides					
Tobrex	tobramycin 0.3%	Novartis and generic	sol./oint.	≥ 2 mos.	5ml/3.5g
Garamycin	gentamicin 0.3%	Perrigo and generic	sol./oint.	N / A（無資料，下同）	5ml/3.5g
Polymyxin B 綜合劑					
Polytrim	polymyxin B/trimethoprim	Allergan and generic	Solution	≥ 2 mos.	10ml
Polysporin	polymyxin B/bacitracin	generic	Ointment	N/A	3.5g
Neosporin	polymyxin B/neomycin/ Gramicidin	generic	Solution	N/A	10ml
	polymyxin B/neomycin/ bacitracin	generic	Ointment	N/A	3.5g
其他抗生素藥物					
AzaSite	azithromycin 1%	Akorn	Solution	≥ 1 yr.	2.5ml
Ilotycin	erythromycin 0.5%	Perrigo and generic	Ointment	≥ 2 mos.	3.5g
Bacitracin	bacitracin 500u/g	Perrigo	Ointment	N/A	3.5g

以及就診眼科醫師的病人中 23% 的病人，收到組合抗生素—類固醇的處方，而就診急診醫師、內科醫師、兒科醫師或家庭醫師的病人中，僅有 8% 使用了這種組合處方藥。考慮到大多數急性紅眼的本質是炎症性的，這個沒有超過 30% 的使用率令人驚訝。但值得一提的是，視光眼科醫師略微傾向於施行這種治療，比眼科醫師更傾向於使用。非眼科醫師一般乾脆轉介給眼科醫師，認爲眼科醫師對於類固醇的安全性和巨大的好處應該是熟悉得多。

一、開立抗生素—類固醇複方藥物的考量[33]

在考慮開立抗生素—類固醇複方藥物處方時，有幾個因素需要考慮：

1. 是否需要使用抗生素，或者使用類固醇單獨治療更適合？

只有在出現明顯的感染跡象時，如黏液膿性分泌物，才需要使用抗生素。很多時候，這樣的分泌物可能在肉眼下（即使在裂隙燈下）並不明顯可見，因此可能需要在淚湖（lacrimal lake）中進行高倍放大的觀察，徹底搜索微小的微粒狀殘存物。這種近距離檢查的方式與評估前房細胞和角膜水腫時相似：保持房間相對的暗，使用高倍放大。此外，使用拇指或食指將下眼瞼抬起幾毫米，使淚湖高度抬起，這樣虹膜（而不是結膜和鞏膜）就成爲觀察的背景。在較暗的虹膜背景上，更容易看到白色殘餘物。如果沒有活躍感染的證據，就不需要使用抗生素。

2. 這種情況是否主要是由感染引起的發炎，還是主要是由發炎引起的，需要預防細菌感染的理性需求爲何？

這一判斷幾乎完全取決於角膜上皮的完整性。表層點狀角膜炎（SPK, superficial punctate keratitis）不需要抗生素保護。幾乎每天都會有患 SPK 的病人求診，但一般不會開立抗生素，因爲這些上皮缺陷並不容易引起機會性細菌感染。在相當大的程度上，如果上皮完整性沒有明顯破損，就不需要抗生素預防。當然如果存在顯著的上皮損害，預防性的使用抗生素可能有價值。大多數臨床上重要的細菌感染會引起顯著的次要結膜發炎，這就是爲什麼用複方藥物治療大多數細菌結膜病變的原因——殺死細菌的同時壓制次要發炎，以盡可能快速地使組織恢復正常。

3. 病人是否對藥物有任何已知的過敏反應？

這非常重要。在開立任何藥物（無論是局部使用還是口服）之前，必須詢問是否有已知的過敏史。

4. 哪種抗生素有最高的臨床有效性？

對於這個問題，必須了解每種藥物的抗微生物活性的預期範圍和可能的細菌病原體類型。例如 Erythromycin 和 Azithromycin 這類的大環內酯類抗生素（macrolides）在局部使用時，效果有限。還有對第四代 Fluoroquinolones 的細菌耐藥性日益增加，會有降低療效的趨向。有的藥如 Polytrim（Trimethoprim + Polymyxin B）、Besifloxacin、Aminoglycosides 和 Bacitracin + Polymyxin B 混合藥等藥物，對常見細菌病原體都有覆蓋範圍，所以及時了解文獻能夠將眞正科學和有點誤導的市場推廣「宣傳」區分開來。

5. 這個情況是急性還是慢性的？

一般來說，大部分迅速發展的情況屬於急性，而例如眼瞼炎、酒渣鼻眼瞼炎（acne rosasia）和瞼腺炎（meibomian gland disease）這樣的情況通常是慢性的，需要更長期使用藥物。對於這樣的慢性情況，我們通常會開立 Zylet，因爲 Loteprednol 具有更好的安全性。

例如，對於急性細菌感染，一般會開立 Maxitrol（Dexamethasone + Neomycin + Polymyxin B）的學名藥，但絕不會在可能需要超過一週治療的情況下使用，爲什麼呢？Neomycin（在非常罕見的情況下）可能引起第四型超敏反應／過敏反應，而 Dexamethasone 則最容易增加眼內壓。

但眞正需要時，學名藥 Maxitrol 非常有效且價格便宜。通常劑量的方案是每兩小時使用一次，連續兩天，然後每天 4 次使用，維持 4 天。

6. 這個類固醇成分是基於酮類（ketones）還是酯類（esters）？

對於像葡萄球菌性眼瞼炎這樣的慢性疾病，通常會開立 Zylet（Loteprednol 0.5% + Tobramycin 0.3%, Bausch + Lomb）。爲什麼呢？Tobramycin 對陽性菌種具有很好的療效，而基於酯類的 Loteprednol 相比，基於酮類的類固醇有更好的安全性。

通常開立 Zylet 是每天 4 次使用，持續兩週，然後每天兩次使用，維持一個月，當然還需要保持眼瞼衛生。幸運的是在美國，透過使用優惠券，這種最佳藥物可以在商業保險下以約 35 美元的價格獲得。由於價格昂貴，一般很少開立學名藥 TobraDex（Tobramycin + Dexamethasone, Novartis）。

二、複方藥物的成分

有四種類固醇用於局部複方藥物：Prednisolone、Hydrocortisone、Dexamethasone 和 Loteprednol。現在按照它們上市的順序來討論。

1. Prednisolone

10% Sodium sulfacetamide 和 0.2% Prednisolone acetate 眼用懸液（軟膏是 0.25% Prednisolone acetate）有學名藥可用，但以前是以其原始品牌名稱 Blephamide（Allergan）而聞名。它有 5 毫升、10 毫升和 15 毫升的規格。它還有 15% 和 30% Sodium Sulfacetamide 濃度的規格，但由於有刺激作用，這兩種濃度很少使用。此外，由於 Sodium Sulfacetamide 對許多葡萄球菌物種的作用不佳，以及 Prednisolone acetate 的濃度相對較低，它在當代眼科護理中很少使用。

2. 1% Hydrocortisone

多年前，一種包含 Neomycin、Bacitracin（或 Gramicidin）、Polymyxin B 和 1% Hydrocortisone 的複方藥物，在初級保健醫師中相當受歡迎。這種抗生素組合有威力，但 Hydrocortisone 的治療效果不足。事實上，類固醇成分非常弱，以至於在罕見的 Neomycin 過敏反應情況下，無法掩蓋第四型超敏反應，並讓會出問題的 Neomycin 反應顯現出臨床病狀。這種包含四種成分的複方藥物最初以 Cortisporin（Pfizer）爲品牌名稱，並有多個學名藥，但如今很少使用這種藥物。

3. Dexamethasone

在 20 世紀 70 年代和 80 年代，組合藥物的「超級巨星」是 Maxitrol（Norvatis）；它含有 Nomycin、Polymyxin B 和 Dexamethasone 0.1%，Neomycin 本身是一種廣效抗生素（除了不能抗僞單胞菌之外）。但由於 Polymyxin B 對僞單胞菌有很強的抗菌活性，因此在許多組合產品中使用 Polymyxin B，以增強對革蘭氏陰性菌的活性。Dexamethasone 0.1% 是一種高效的抗炎藥物，以至於如果發生 Neomycin 過敏反應（再次強調，這種情況很少發生），Dexamethasone 能夠壓抑它並確保整體治療的成功，從而使 Maxitrol 成爲超級巨星。

正如已經多次強調，Neomycin 反應在臨床上通常不是一個大問題，但藥物研發者總是在尋求改進。這無疑是 TobraDex（Dexamethasone 0.1% + Neomycin 0.3%, Norvatis）問世的原因，它是上世紀 90 年代的暢銷組合藥物，現在因其價格高昂而受限。請記住，當市場領導者的專利保護期結束，並且仿製藥公司準備好投入生產時，一種「新的和改進的」版本的舊藥通常會被推出。

4. Pred-G 和 TobraDex

Pred-G（Prednisolone acetate 1% + Gentamycin 0.3%, Alcon）在 TobraDex 問世之前就已上市。但這種配方引起的刺痛感非常強烈，所以當更舒適、更可耐受的 TobraDex 問世時，後者迅速受到青睞。

5. Tobramycin

這種獨立使用的廣譜抗生素，只在極爲罕見的情況下，引起任何臨床上顯著的毒性或過敏反應。然而，Dexamethasone 存在一個固有的問題。雖然它是一種良好的抑制劑，能夠有效抑制炎症，但它有潛在的增加眼壓的風險，這限制了它的安全使用的時間。一般是儘量將 Dexamethasone 的使用限制，控制在兩週以下。

6. Loteprednol

最近才進入組合藥物類的這種藥物，解決了或肯定減少了與所有類型的類固醇相關的眼壓增高的可能性。現在有 Zylet（Loteprednol 0.5% + Tobramycin 0.3%, Bausch + Lomb），臨床上終於有了一種既有效又安全的組合藥物，可以延長臨床使用範圍，超過七到十天。這使得 Zylet 成為治療慢性疾病（如葡萄球菌性眼瞼炎）的理想選擇。

結語

很多時候，開立處方時有發生只需要類固醇的情況下，而使用了複方藥物的情況。造成這種情況的主要原因可能是：(1) 對診斷的不確定性和「散彈打鳥式」的處方方法；和 (2) 對機會性病原菌超級感染的不合理恐懼。認知到這兩個特點可以使處方更加準確：首先，一位熟練的臨床醫師在完整的病史紀錄和仔細的裂隙燈檢查下，可以做出高度準確的診斷；其次，機會性細菌感染實際上很少見。但是由於角膜感染可能帶來嚴重後果，發現角膜浸潤時可以採取「散彈式」處置，即類固醇與抗生素一同處方，這樣可以減少發生二次感染或角膜潰瘍的機會，同時可以防止誤診。

類固醇／抗生素綜合眼藥

品牌藥名	製造商	類固醇	抗生素	配方	藥瓶／管含量
Blephamide*	Allergan	prednisolone acetate 0.2%	sodium sulfacetamide 10%	susp./ung.	5ml, 10ml, 3.5g
Cortisporin*	Monarch	hydrocortisone 1%	neomycin 0.35% polymyxin B 10,000u/ml	Suspension	7.5ml
Maxitrol*	Novartis	Dexamethasone 0.1%	neomycin 0.35% polymyxin B 10,000u/ml	susp./oint.	5ml/3.5g
Pred-G	Allergan	prednisolone acetate 1%	gentamicin 0.3%	susp./oint.	10ml, 3.5g
TobraDex*	Novartis	Dexamethasone 0.1%	tobramycin 0.3%	susp./oint.	5ml/3.5g
TobraDex ST	Novartis	Dexamethasone 0.05%	tobramycin 0.3%	Suspension	2.5ml, 5ml, 10ml
Zylet	Bausch + Lomb	loteprednol 0.5%	tobramycin 0.3%	Suspension	5ml, 10ml

舊有妊娠分類 HISTORICAL PREGNANCY CATEGORY：以上藥物均屬「historically」Category C

* 亦有學名藥

其實，極少「角膜浸潤」最終變成實際的細菌潰瘍的病例，當然這可能性還是有，取決於發病時間和細菌種類的毒性。

原則上，角膜邊緣浸潤如果不加治療，通常會在一到兩週內消失。如果要治療，那麼眼科類固醇是處理無菌性邊緣浸潤最佳，且唯一被認可的藥物療法。

總結來說，一般最常處方的複方藥物是 Maxitrol（學名藥名），原因是：它在臨床上效果良好且價格低廉。然而，如果需要超過兩週的治療干預，就應該處方 Zylet，因爲 Loteprednol 的安全性較高。

第4章　治療青光眼藥物

第一節　概論

青光眼是一組損害視神經的眼疾，視神經是將視覺訊息傳送到大腦的眼睛部分。這種損害可能導致視力喪失。青光眼有五種主要類型：

1. 如果病人僅是眼壓高於正常範圍，但沒有任何可察覺的視神經損傷或視力損失的徵兆，是爲高眼壓症（ocular hypertension）。青光眼嫌疑（glaucoma suspect）則是指除了眼壓或眼內壓（IOP, intraocular pressure）升高外，病人還具有與青光眼相關的一個或多個風險因素，例如視神經異常、青光眼家族史、眼睛特定結構變化，或其他暗示其發展青光眼風險增加的指標。
2. 開角型青光眼（open-angle glaucoma）是最常見的類型。當眼內液體（房水）無法正常排出時，就會發生這種情況，這會導致眼內壓力上升，因而損害視神經。開角型青光眼通常在多年的時間內逐漸發展，通常被稱爲「視力的無聲影盜賊」，因爲往往沒有早期症狀。
3. 閉角或狹角型青光眼（angle-closure or narrow-angle glaucoma）是較少見的類型。當虹膜阻塞排水角，即虹膜和角膜（眼睛前部透明部分）之間的空間時，就會發生這種情況。這種阻塞會迅速增加眼內壓力，可能損害視神經。閉角型青光眼可能會突然發生劇烈的眼痛或眉額痛、視力模糊和源自角膜水腫的光環現象。

4. 先天性青光眼（congenital glaucoma）是一種在出生時就存在的青光眼。當排水角未完全形成時，就會發生這種情況。如果未及早治療，先天性青光眼可能導致嚴重的視力損失。
5. 綜合性或衍生青光眼（secondary glaucoma）是由其他眼部疾病（如眼部受傷、白內障或炎症）引起的一種青光眼類型。

青光眼是一種嚴重的眼疾，如果不及時治療，可能導致失明。然而，透過早期診斷和治療，大多數患有青光眼的人可以保持良好的視力。

青光眼的風險因素包括：家族中特別是直系親屬有青光眼病史、非裔美國人或西班牙裔血統、高度近視、高度遠視、高血壓、糖尿病、甲狀腺問題、心臟疾病、腎臟疾病、使用類固醇藥物、眼部受傷等。治療計畫可能包括使用眼藥水、進行激光治療或接受手術。透過適當的治療，大多數患有青光眼的人可以保持良好的視力。如今，隨著最近 FDA 批准了多種新藥物來降低眼內壓，青光眼管理已成爲眼科學中的熱門領域。然而，在照護青光眼病人時，不能忽視最終目標是保護視神經。

第二節　如何正確診斷青光眼

一般認爲青光眼診斷之首要是測量眼內壓。但事實上，對視神經的嚴謹觀察比測量眼內壓還要重要。在統計上，許多眼內壓正常的病人也會出現青光眼性視神經病變，或者他們的眼內壓確實有升高，但這些情況發生在正常診療時間以外。如果眼內壓是臨床上追求更仔細的青光眼檢查的唯一行動力，那麼會有錯過對這些病人診斷的可能。

所有形式的青光眼進展，最終的共同途徑是視神經盤萎縮，其表現爲漸進性杯狀化及同時的神經視網膜環緣組織變薄。尤其是在正常眼內壓青光眼（NTG, normal-tension glaucoma）病人中，這種杯狀化可能非常難以捉摸，例如杯狀較淺且環緣組織非常薄的情況。對這類型的視神經盤，需要仔細研究以檢測細微的進階杯狀化。

那麼，如何確保不錯過青光眼的診斷？關鍵在於全面的病人評估。以下是通常的檢查項目：

1. 首先要詳細了解病人的家族病史，特別是是否有患有青光眼的兄弟姊妹。雖然青光眼本身不是遺傳的，但它往往在家族中有聚集現象，加以關注病人的整體健康狀況和正在服用的藥物。重要的是，要知道口服 β- 阻斷劑（β-blocker）略具保護作用，而如 Norvasc（Amlodipine besylate, Pfizer）之類的鈣離子通道阻斷劑（calcium channel blocker）可能會對病人造成顯著不良影響。
2. 然後測量眼內壓、角膜中央厚度（central corneal thickness, CCT）和視神經纖維層，接著進行 24-2 SITA fast 視野檢查[34]和四鏡角膜前房鏡檢查（gonioscopy）。
3. CCT（角膜中央厚度）已成爲原發性開角型青光眼（或可疑病例）評估中的「標準護理法」。較薄的角膜是原發性開角型青光眼的一個強烈風險因素，因爲眞實的眼壓實際上比測得的眼壓更高。一些測得眼壓高的患者可能只是角膜較厚，因此眞實的眼壓實際上小於測得的眼壓，從而降低原發性開角型青光眼的風險。「角膜中央厚度是眼部結構中最具遺傳性的方面（比屈光度、軸長或視盤大小更多），這表明它受到精緻的遺傳控制」[35]。下表爲眼壓依角膜厚度的調整值。

4. 最重要的是，仔細研究視神經盤。這最後一步並不像聽起來那麼簡單。最近的一份報告發現[36]，「在醫師的教學方式和鑑別盤緣和杯緣的一致性方面存在著較少的一致性」，且對盤檢查的方法在醫師之間也存在變異。該研究並發現經過專業培訓的青光眼專科醫師，在青光眼或有風險的眼睛的視神經盤組織，估計上也存在顯著差異。

角膜中央厚度（微米 μl）	眼壓調整值（mmHg）
405	7
425	6
445	5
465	4
485	3
505	2
545	0
565	-1
585	-2
605	-3
625	-4
645	-5
665	-6
685	-7
705	-8

進行 24-2 SITA fast 視野檢查需 5 分鐘，但是要預先提供給病人以下各步驟的資訊：

1. 準備：確保環境安靜且無干擾，請戴上適合的眼鏡或隱形眼鏡（如果需要）。
2. 安置：就座在視力檢查儀器前，調整座位高度，使您的眼睛與檢查儀器的中心對齊。
3. 說明：醫護人員或技術人員將向您解釋檢查程序和指示，確保您明白該如何進行。
4. 眼罩：您的未檢查的眼睛將被蒙上眼罩，以防止干擾。
5. 確認焦點：您將被要求盯著中央點或指定目標，以確保您的視覺焦點集中在正確的位置。
6. 測試開始：在每個視野位置，您將看到一系列亮點或光點。當您看到這些亮點時，請按下檢查儀器上的按鈕或按下鍵盤上的相應按鍵。
7. 注意力集中：保持專注並迅速反應，確保您能在看到亮點時立即按下相應按鍵。
8. 完成測試：當所有測試位置都完成後，測試過程即告結束。
9. 解釋結果：醫師或技術人員將評估並解釋您的視野檢查結果，他們可能與您討論任何異常或發現的問題。

以上僅爲一般指導，實際的 24-2 SITA fast 視野檢查過程可能因不同的設備和診所而有所不同。視野檢查所需時間長短，顯示 24-2 SITA fast 需時最短，病人的接受度最高：

視野檢查模式	所需檢查時間
30-2 full threshold	約 20 分鐘
30-2 fast pac, 24-2 full threshold	約 14 分鐘
24-2 fast pac, 30-2 SITA standard	約 10 分鐘
24-2 SITA standard	約 7 分鐘
24-2 SITA fast	約 5 分鐘

重點是，對於評估視神經盤的神經解剖的變化是非常主觀的，所有眼科醫師都在這方面努力。還好現在存在許多測試和臨床參數，可以協助青光眼病人病情之追診，因此在單一觀察方面的不規則性，對病人的生活品質沒有實質上的影響。

完成這些步驟後，就可以評估風險，決定是否追蹤病人的病情、追蹤頻率，以及是否開始治療。如果開始治療，先是進行單眼的治療試驗。最重要的是，需要花時間向病人解釋情況，並全面回答他們的問題。如果看到病人面帶懷疑（這非常罕見），可以建議他們尋求第二個意見，並推薦該地區的幾位青光眼專科醫師，得以解惑。

無論病人的眼內壓高還是正常，最終目標是將其降低到安全的目標範圍內。

開角型青光眼是一種慢性和進行性的眼疾，其特徵爲視神經損傷，導致視力喪失。該疾病發生於眼內液體積聚，導致眼內壓升高，進而損傷視神經，如果不及時治療，青光眼可能導致不可逆的失明。因此，早期診斷和治療對於預防視力損失至關重要。

開角型青光眼的治療通常從藥物降低眼內壓開始。如果疾病進展，可能需要進行手術干預。以下是有關開角型青光眼治療計畫，從第一線藥物到手術治療。

1. 第一線藥物

前列腺素類似物（PGAs, Prostaglandin analogs）由於其有效降低眼內壓且副作用較少的系統性影響，被視爲開角型青光眼的一線治療。PGAs 的例子包括 Latanoprost、Bimatoprost，以及 Travoprost。這些藥物透過增加房水的排出量來降低眼內壓。PGAs 通常在晚上一次，每天使用，可以與其他青光眼藥物一起使用。

2. 第二線藥物

如果 PGAs 無效或病人不能容忍，可以使用第二線藥物。第二線藥物的例子包括 β- 阻斷劑、α- 腎上腺素受體促效劑和碳酸酐酶抑制劑（beta-blockers, alpha-adrenergic agonists, and carbonic anhydrase inhibitors）。β- 阻斷劑（例如 Timolol）透過減少房水的產生來降低眼內壓。α- 腎上腺素受體促效劑（例如 Brimonidine）透過減少房水的產生，並增加房水的排出量來降低眼內壓。碳酸酐酶抑制劑（例如 Dorzolamide 以及 Brinzolamide）透過抑制碳酸酐酶，該酶在房水的產生中發揮作用，以降低眼內壓。

3. 複方治療

如果單一藥物治療無法控制眼壓，可以使用複方治療。複方治療通常涉及使用具有不同作用機制的兩種藥物。例如，可以將 PGAs 與 β- 阻斷劑或 α- 腎上腺素受體促效劑結合使用。

4. 手術治療

如果醫學治療無法控制眼壓，或病人依各種原因實在無法忍受藥物處理，可能需要進行手術干預。以下是一些手術選擇：

(1)雷射小梁切除術（laser trabeculoplasty）：該手術涉及使用雷射改善眼內房水的排出。雷射作用於負責排出房水的小梁網絡結構。

(2)過濾（filtration）手術：過濾手術涉及在眼內創建新的排水通道，以減少眼壓。通常是在鞏膜上創建一個微小的孔，以允許房水從眼內流出。

(3)引流植入物（drainage implants）：引流植入物涉及將一個小裝置插入眼內，用於排出房水。這些裝置可有效控制眼壓，但比其他手術選擇更容易出現併發症。近年發展的眼前房微侵入手術（MIGS）的降壓效果似乎有限，可能還需要更進一步的改良。

總之，開角型青光眼是一種嚴重的眼部疾病，需要早期診斷和及時治療，以防止視力喪失。首選藥物如 PGAs 通常用於降低眼壓，其次是二線藥物和複方治療（如果有必要）。如果醫學治療無效，可能需要手術干預，選擇包括激光小梁切除術、過濾手術和引流植入物。開角型青光眼病人應接受定期眼部檢查和後續隨訪，以監測其狀況，並根據需要調整治療。

第三節　正常眼壓青光眼

除了上述主要的青光眼類型外，還有另一種特殊類型，即正常眼壓青光眼（NTG, normal-tension glaucoma），在這種情況下，眼內壓（IOP, intraocular pressure）處於正常範圍之內，但視神經仍然受損。NTG 是一種相對較罕見的疾病，占所有青光眼病例約

10%，更常見於亞洲各國，特別是臺灣、日本和韓國。NTG 的確切原因尚不清楚，但據說可能是由多種因素共同引起，包括：視神經的血流異常、視神經的代謝異常、遺傳因素。NTG 在早期通常沒有症狀，因此定期進行眼部檢查以檢測視神經損傷的任何跡象非常重要。如果 NTG 能早期診斷，可以透過藥物治療或手術，防止進一步的視力損失。臺灣、日本和韓國人的 NTG 盛行率明顯高於其他人群。例如，在臺灣，估計 40-74 歲人群中的 NTG 盛行率爲 4.5%；在日本，估計盛行率爲 3.2%；在韓國，估計盛行率爲 2.6%。亞洲人群中 NTG 盛行率較高，可能是由於多種因素的結合，包括：遺傳、飲食、生活方式。

正常或低壓青光眼的醫療和手術治療計畫，應旨在降低眼內壓（IOP）到一個防止視神經進一步損傷和視野損失的程度【37】。目標 IOP 通常設定在低於病人初始基線 IOP 的程度，確切的目標 IOP 則根據青光眼的嚴重程度、病人的年齡、是否存在其他眼部疾病等因素，進行個體化設定。

NTG 的醫療治療方案與開角型青光眼的計畫相同，專注於使用降低眼壓藥物，以達到預定目標眼壓，來防止進一步的視神經損傷和視野損失。一般使用眼科局部降眼壓藥物的醫學治療，通常是第一、二線藥物治療，有必要時則使用複方療法。如果醫學治療失敗，需要進行手術干預，可選擇的選項包括過濾手術、青光眼引流裝置和雷射小梁切除術。密切監測和追蹤護理非常重要，才能確保在長期內可以維持目標眼壓。

一、NTG 的新評估

具有統計上視爲正常眼內壓（IOP），但仍顯示青光眼性視神經病變跡象的病人相當常見。事實上，現在認爲正常眼壓青光眼（NTG）占所有開角型青光眼病人的 20% 至 40%，而在日本裔病人中盛行率更高。根據正常眼壓青光眼合作研究（CNTGS, Collaborative Normal-Tension Glaucoma Study）【38】，知道 80% 接受治療的病人和 60% 未接受治療的病人，在三年內、五年內進展，分別有 80% 和 40% 的病人沒有進展。由於進展的機率大約是五五開，這些病人需要密切追蹤，並在有任何進展跡象時進行治療干預。

自從 CNTGS 以來，有幾項新發現。例如，最近的數據表明，即使在理想的眼內壓降低情況下，大約有 10% 的病人仍然繼續進展。在這些罕見情況下，尙需加倍努力，積極降低眼內壓。

此外，研究表明，幅度大的晝夜眼內壓波動會導致對 NTG 的錯誤診斷，因爲臨床醫師錯過了許多逐漸進展的原發性開角型青光眼（POAG）病人眼內壓升高的峰值。一項研究發現，80% 經藥物控制的 NTG 病人有著持續的夜間眼內壓飆升，96% 的 NTG 病人的眼內壓變異性高於健康病人【39】。這樣的發現對於做出治療決策非常重要，考慮到進展與眼內壓振幅密切相關。同一研究發現，基礎眼內壓低於 15mm Hg 的 NTG 病人，在臥床時眼內壓明顯升高，而眼內壓達到目標進展的病人，在晚上的平均峰值眼內壓遠高於目標。研究人員得出結論，夜間眼內壓增加可能是 NTG 進展的風險因素。新的技術，如 24 小時監測，可能有朝一日透過記錄超過目標的眼內壓飆升，來糾正這一錯誤。雖然辦公室監測是不切實際的，但在家中監測眼內壓的設備，例如 iCare Home 家用眼壓計【40】，可以成爲測量白天眼內壓，並幫助精確了解病人眼內壓特徵的有用工具。

「三分之二的患者在正常診所時間以外經歷了眼壓峰值，眼壓峰值最常發生在夜間。」「我們建議在辦公時間以外獲取多次眼壓測量數據。」Icare HOME 可以讓患者自行測量眼壓。

NTG 的病理尚是不明，但是一般普遍認爲視神經的血液供應中斷，可以解釋其病理生理學。血管痙攣（vasospasm）被認爲在某些病人中扮演著引起偏頭痛和雷諾氏病（Raynaud's disease）等疾病的角色。夜間血壓過低可能會進一步造成損害，這就是爲什麼需要處理某些病人的阻塞性睡眠呼吸暫停綜合症（obstructive sleep apnea syndrome）的原因。睡眠研究可能是尋找這種常見的共病狀態的關鍵。臨床醫師應謹愼開立處方，如系統性 β 受體阻斷劑（beta-blocker），尤其是鈣離子通道阻斷劑（calcium channel blocker），避免晨間使用，以防止可能對已經低於正常的夜間血壓，進一步造成傷害。

Bimonidine 和 Timolol 可能具有一定程度的神經保護作用，但成分之定量還需要進一步的研究。

在治療方面，CNTGS 研究發現複方使用前列腺素 Prostaglandin 和 Timolol 能夠最有效地降低 NTG 的眼內壓。但這項研究是在 Vyzulta、Rhopressa 和 Rocklatan 上市之前進行的，因此對於這些新藥的作用尚未完全理解。如果進展持續，即使眼內壓降低 30%，可能還需要額外的眼用藥物，以利更進一步降低眼內壓，甚至降低到十幾毫米汞柱的眼內壓。對於具有過多角膜色素沉著（透過仔細的角膜內視鏡檢查確定）的病人，可以考慮進行雷射小梁膜治療，此法可以使眼內壓降低約 20%。如果這些主要干預措施失敗，還有各種手術方法可以幫助達到目標眼內壓。但最好的干預措施，實際上是透過進行晝夜記錄眼內壓峰值來確定正確的診斷，這樣就可以確定病人眞正患有 NTG，而不僅僅是漏量了高眼內壓讀數。iCare Home 眼壓計等設備可以幫助作出這一判斷。

一旦正確診斷 NTG，並且有充分的證據顯示漸進的視野失落和神經纖維層病態化，那麼積極降低眼壓就是標準的治療方式。

二、單側 NTG

單側正常眼壓青光眼（unilateral NTG）是一種青光眼的亞型，通常僅影響一隻眼睛，儘管在某些情況下可能最終涉及兩隻眼睛。單側 NTG 的盛行率數據有限，但一般了解此症非常罕見。

依此項研究發現[41]：具有 NTG 的眼睛顯示出比對側健康眼睛更高的眼內壓（IOP）、更長的軸向長度、更薄的環視盤的脈絡膜（PPC, peripapillary choroid）、較大的 β 區域內環視盤萎縮區的最大徑向寬度（PPA, peripapillary atrophy），以及更頻繁的 MvD（microvasculature dropout，每個指標的 P 值均小於 0.01）。多變量條件邏輯回歸分析顯示，較高的眼內壓、較薄的 β 區域視盤深度、較大的 β 區域視盤邊緣出現區域的最大徑向寬度 PPA，以及存在 MvD 與 NTG 的風險獨立相關（每個指標的 P 值均小於 0.03）。在具有 NTG 的眼睛中，MvD 的位置和視網膜神經纖維層缺損，在地形上呈現相關聯。

而 NTG 眼之另一側的正常眼，有進展爲 NTG 的風險。此研究發現[42]：在單側 NTG 患者中，那些具有低中央角膜厚度（CCT, central corneal thickness）、最大寬度的 β 區域環視盤萎縮（PPA）對視盤直徑（DD）（β-zone parapapillary atrophy（MWβPPA）- disc diameter）的比例值，以及對側眼睛的高眼內壓，更有可能在長期追蹤期間，在該眼中發展青光眼。

β 區域環視盤萎縮（β-zone parapapillary atrophy）是一個用來描述眼睛中特定類型萎縮的術語，該萎縮發生在稱爲視神經旁區域的組織中。視神經旁區域是環繞視神經頭部的視網膜區域，視神經頭部是視神經離開眼睛的位置。

在 β 區域視神經旁萎縮中，視神經旁區域有一個明顯的萎縮區域，呈現淡白或白色。這種萎縮區域通常呈橢圓形或新月形，位於視神經頭部旁邊。它常見於患有近視的人，稱爲 myopia crescent。

β 區域視神經旁萎縮的確切原因，尚不完全清楚，可能與近視眼眼球的延長和拉伸，對視神經頭部周圍組織的機械應力有關。其他因素，如年齡、遺傳和眼內壓力，也可能導致其發展。

雖然 β 區域視神經旁萎縮本身通常不會導致視力喪失，但它被認爲是一個可能指示爲特定眼部疾病風險增加的臨床徵象，例如青光眼或其他類型的視神經損傷的發展和進展。

單側 NTG 的管理目標是減緩疾病進展、保護視功能並提高患者的生活質量。與一般 NTG 管理法相同。

第四節　OHTS【43】

「高眼壓治療研究」（OCULAR HYPERTENSION TREATMENT STUDY，簡稱 OHTS）是一項專注於治療高眼壓的

研究，旨在確定降低眼內壓（IOP）對於預防青光眼的發展是否有效。

OHTS 是一項大規模的隨機臨床試驗，數年追蹤觀察患有眼壓升高的個體。參與者被分成兩組：一組接受名爲眼壓降低治療的局部藥物以降低眼內壓，另一組則不接受治療（觀察組）。

該研究發現，利用眼壓降低治療能顯著降低眼壓升高患者發展青光眼的風險。接受治療的參與者相較於觀察組，患青光眼的發生率較低。

OHTS 研究結果列舉了五個重點：

1. 約有 5% 的 40 歲以上美國人有眼內壓升高。
2. 篩查測試包括視網膜神經纖維層評估和視野測試。
3. 一項研究發現，觀察組病人平均在 6 年內發展成開角型青光眼，而用藥組則爲 8.7 年。
4. 「對於低風險眼內壓升高的病人來說，早期治療的絕對效益較小。大多數眼內壓升高的病人屬於這個組別，可能可以在不接受治療的情況下減少隨訪頻率。」
5. 有五個因素——年齡、眼壓、中央角膜厚度、垂直杯盤比和視野——這些因素都值得關注。

如果臨床醫師對這幾個因素特別留意，應該就不會錯過青光眼的診斷。雖然眞正的青光眼是一種漸進性視神經病變，但從眼內壓升高轉化爲青光眼，通常需要幾年的時間，很少有必要急於治療。即使進行傳統治療，轉化仍然會發生，但轉化時間會延長約兩年半至三年。在那個時候，治療必須進行調整，以進一步降低眼壓。

生理性杯狀結構

臨床上經常看到有些年輕人有著明顯的、令人印象深刻、擔憂的視神經盤凹陷。然而，幼年型青光眼幾乎總是伴隨著明顯升高的眼壓，而大多數具有可疑外觀的視神經，在角膜厚度沒有增加的情況下，眼壓正常。

處理這些病人的關鍵是檢查其父母和其他兄弟姐妹，因爲解剖特徵是可以遺傳的，而中央角膜厚度是眼部解剖結構中最容易遺傳的一方面。因此，測量父母的角膜厚度可以幫助了解病人遺傳的眼部解剖結構。爲了安全起見，還應進行視網膜神經纖維層分析，並爲病人拍攝基線照片。一旦確定是年輕人可能有大的生理性杯狀結構，通常每年追蹤一次這些孩子們的情況。

第五節　何時開始治療

IOP 控制的實際開始治療時間是相對的明確，然而，眞正的挑戰在於知道開始治療的最佳時間。即使是優秀的醫師對於治療何時開始，都設有不同的門檻。好消息是，除了極少數情況，青光眼是一個緩慢的病理過程，很少有必要急於治療。每四到六個月密切追蹤病人是合理的，並且可以在開始治療時進行更加周到、謹慎的決策。

通常最初每三個月見一次病人，隨著治療成功，病人對藥物和及時追蹤的理解程度提高，這些回訪間隔可以延長至每四個月。最終，在許多情況下，是每六個月見一次病人。一般每年重複測量視網膜神經纖維層、進行視野評估和散瞳檢查。由於可以透過 3 毫米或更大的瞳孔，獲得立體生物顯微鏡檢查視神經盤的影像，在年度散瞳檢查之間也進行快速的眼底檢查。

但臨床醫師必須記住，人們並不都是最理想的病人。他們往往會停止使用眼藥水，有時也會沒有按時前來檢查。臨床醫師必須建立一個診所系統來追蹤這些病人，以便在他們錯過實地檢查時得知情況。辦法是促使醫師打電話給病人，努力重新安排檢查時間，由醫師進行良好的病人教育，也有助於確保病人的合作和照護。有一點可以肯定：現時還有大量未經診斷的青光眼病人。如果眼科醫師在診斷注意力上保持警覺，並熱心地接手這些病人的臨床照護，或將他們轉介給願意接手的同行眼科醫師，這樣可能帶來巨大的公共衛生效益。

第六節　治療青光眼的原則[44]

1. 大多數病人可以忍受 30mm Hg 的眼壓多年，可能永遠不需要治療，但仍需要密切追蹤。
2. 由於早期治療僅提供有限的益處，不急於治療可能對大多數病人而言更爲適宜。
3. 大多數（但不是全部）青光眼病例進展相當緩慢，每年約 3%。
4. 一般人每年失去約 5,000 條視神經纖維，這是自然老化過程中的正常現象。由於起始時約有 120 萬條視神經纖維，所以很少成爲需擔憂的問題。
5. 除非與臨床評估和視神經纖維層分析研究的視神經盤相符，否則永遠不要相信初步的視野結果。如果視野與視神經解剖變化一致，那可能是對的。但如果存在任何不明確性，只需在幾個月後重複進行測試。

6. 生理性杯盤（cupping）幾乎總是圓形，而青光眼視神經病理性杯盤，通常呈現略微垂直延伸的杯盤。了解和區分視神經杯盤的凹陷是否是生理性或病理性時，對診斷非常有幫助。
7. 大多數（近乎所有）青光眼病人都會出現網膜神經纖維層出血，並且是暫時性的。當發現這些出血時，不需改變治療方針。
8. 短波長自動視野檢測和頻雙技術（FDT, frequency-doubling technology）在實際應用中，並沒有比標準的白上白（white-on-white）視野測試更有用。FDT 並沒有優於這種標準的視野測試。
9. 花費足夠的時間與青光眼和疑似青光眼的病人交談，以便教育和鼓勵他們，這樣的對話可以大大提升病人的配合度。

第七節　治療青光眼的藥物及其特性

1. 前列腺素類似物（prostaglandin analogs）：這些藥物通常被當作青光眼的首選治療藥物。它們透過增加眼內房水的排出量來降低眼壓。一些例子包括 Latanoprost、Bimatoprost，以及 Travoprost。
2. β- 阻斷劑（β-blockers）：這些藥物透過減少眼內房水的產生來降低眼壓。它們通常與前列腺素類似物複方使用。一些例子包括 Timolol、Betaxolol，及 Carteolol。
3. α- 腎上腺素促效劑（alpha agonists）：這些藥物透過減少眼內房水的產生並增加排出量來降低眼壓。它們通常作爲青光眼的第二線治療使用。一些例子包括 Brimonidine 以及 Apraclonidine。

4. 碳酸酐酶抑制劑（carbonic anhydrase inhibitors）：這些藥物透過減少眼內房水的產生來降低眼壓。它們通常與其他藥物複方使用。一些例子包括 Dorzolamide 及 Brinzolamide。
5. Rho 激酶抑制劑（Rho kinase inhibitors）：這些藥物可放鬆眼部肌肉，有助於增加眼內房水的排出量並降低眼壓。其中一個例子是 Netarsudil。

Rho 激酶抑制劑的使用還有更多資訊，有一篇詳盡的「轉化科學回顧」發表在 2018 年 11 月的《眼科學》期刊上【45】，其中有一些值得分享的觀察結果：

(1) 在正常生理條件下，大約有 15% 的房水透過葉狀肌腫結途徑（uveoscleral pathway）排出。前列腺素能夠明顯改變房水透過葉狀肌腫結的流出。
(2)「Brimonidine 可能透過刺激前列腺素的釋放來降低眼內壓。」
(3)「約 40% 到 50% 的病人需要兩種或更多藥物才能有效降低眼壓。」
(4) 目前常用的青光眼藥物在前列腺素的輔助下，降低眼內壓約 1.5mm Hg 到 3mm Hg。根據這一趨勢，「當 Netarsudil 添加到前列腺素時，眼內壓額外降低約 2mm Hg[…]，然而，不良副作用事件的發生率更高。」
(5)「Rho-kinase 抑制劑有各種效應。它們可以透過引起血管平滑肌的鬆弛，從而導致血流增加，從而產生血管擴張作用。在眼表面上，這可能導致結膜充血。」這種作用也使小梁網絡的平滑肌細胞放鬆。
(6) 約有 50% 的病人觀察到結膜充血，「在三個月的研究期間，發生率和嚴重程度兩者保持穩定」。

(7) 約有 14% 的病人出現眼周次結膜下出血，約有 10% 出現角膜星狀紋理（corneal verticillata），這兩者都沒有任何臨床顯著的影響。這些情況在停藥後得到解決。

(8)「値得注意的是，很多病人因爲不良事件退出臨床試驗，這引發了一些關於這些藥物在臨床實踐中使用的便利性問題。」

(9)「儘管這些藥物已被證明在單獨治療和 β- 阻斷劑、前列腺素類似物複方治療時，能有效的降低眼內壓，但其副作用概況引起了病人接受的嚴重擔憂。」

此外，如果需要在前列腺素的輔助下使用另一種藥物，Timolol 是首選藥物，因爲它的劑量方案、價格和療效。

更重要的是，要了解添加任何輔助藥物都會增加治療方案的費用和複雜性，但是只需從標準前列腺素藥物轉換爲 Vyzulta，就可能達到目標範圍的眼內壓，因爲 Vyzulta 已被證明能進一步降低眼內壓。

第八節　可用的青光眼治療藥物

如果病人已經確定患有青光眼，而且有證據顯示視野缺陷與視神經盤的病理解剖改變，眼內壓通常需要降至大約 10-15 毫米汞柱的範圍。在這種情況下，通常是開始使用前列腺素治療；較新的選擇是 Vyzulta（Latanoprostene bunod 0.024% 溶液，Bausch + Lomb），因爲它在降低眼內壓方面效果最佳。另一方面，如果視神經是健康的，但眼內壓可能是 28 毫米汞柱，如果希望將眼內壓降低至低於 20 多毫米汞柱，那麼可以選擇使用 β- 阻斷劑，因爲它具有療效和價格上的優勢。但是在大多數情況下，僅需每六個月跟蹤病人病情而不使用治療藥物，每年重複測試，也不要急於治療。平均而言，青光眼每年進展約爲 3%，所以不用著急，及時的細心觀察和跟進才是關鍵。每日劑量選擇從 1996 年 Latanoprost 首次上市以來，前列腺素一直是初始治療的首選藥物，當時以 Xalatan（Pfizer）品牌名稱銷售。雖然現在有多種前列腺素可供選擇，除了 Vyzulta 外（下詳），它們的作用基本相同。

Vyzulta

儘管 Vyzulta 主要是一種前列腺素，除了增強葡萄膜鞏膜通路（uveoscleral outflow）外，還具有次要效果，即促進小梁結構的排液（trabecular outflow）。這是一種單一分子，被組織裡固有存在的酯酶（esterases）分解後，釋出一氧化氮（nitric oxide），這是刺激輪狀小梁結構（trabecular meshwork）排液的生化化合物。這種次要效果使得此藥物與其他前列腺素有所不同。在臨床第 III 期研究中，Vyzulta 可將眼內壓降低 7.5mm Hg 至 9.1mm Hg 之間。在 FDA 批准前的研究中，Vyzulta 可將眼內壓降低了平均 1.23mm Hg，超過了 Latanoprost 的效果。這裡的重要意義在於，幾項獨立研究已經確定，每降低 1 毫米的眼內壓，青光眼進展的風險就減少 10%。作爲一種前列腺素，Vyzulta 在晚上滴眼時表現最佳，並且與 Latanoprost 一樣，在藥房冷藏保存。然而，一旦配發給病人，Vyzulta 可以在室溫下保存兩個月。它與 Latanoprost 及其 0.2% benzalkonium chloride 防腐劑具有相似的耐受性特點，這更進一步區別 Vyzulta 的優點，它有 2.5 毫升和 5 毫升兩種瓶裝容量。

大約一半的青光眼病人在老化過程中，需要使用第二種眼藥水來進一步降低眼內壓。透過使用具有雙重效應的 Vyzulta，就能夠延遲使用第二種眼藥水的時間。任何時候，只要能減少治療的複雜性，就能提高病人的依從性和眼內壓控制效果。

最近，Xelpros（0.005% 的乳劑型 Latanoprost，Sun Pharmaceuticals）成為唯一一款不含 BAK 的 Latanoprost 版本，它使用 0.47% 的山梨酸鉀（potassium sorbate）作爲防腐劑。不需要冷藏長期存放，與原始 Latanoprost 一樣，是每天晚上一次的劑量。但請注意，不能僅僅「開立處方」Xelpros，因爲它在零售藥房中無法取得。這種藥物只能透過製造商的兩家合作藥房（XelprosXpress）訂購。

如果無法以前列腺素達到目標範圍的眼壓，可以添加一種 β- 阻斷劑（beta blocker），通常是 Timolol，有三個原因：(1) 價格低廉；(2) 每天只需使用一次；(3) 具有良好的療效。非選擇性的 β- 阻斷劑如 Timolol 可以降低約 25% 的眼壓，這與前列腺素藥物類的 30% 到 35% 降壓效果相差不大。系統性的 β- 阻斷劑在美國一直是最常被開立處方的十大藥物之一，因爲它們用於治療各種心臟疾病。β- 阻斷劑非常安全，但在有哮喘的情況下使用時有明顯的例外。在開立任何局部 β- 阻斷劑的處方之前，必須詢問病人是否有哮喘病史。

Timolol 具有長半衰期，這就是爲什麼它可以每天使用一次的原因。Timolol 在夜間睡眠週期期間無效，因此需要在早上使用。通常使用 0.25% 的配方給輕色素質的虹膜（通常是白種人），而給深色素質的虹膜病人（如亞洲人）則使用 0.5%，因爲黑色素會吸收一部分這種藥物。

一般臨床經驗是 80% 到 85% 僅使用前列腺素眼藥水、僅使用

Timolol，或兩者結合使用。

另一種相對較新的一天一次的青光眼藥物是 Rhopressa（0.02% netarsudil, Aerie Pharmaceuticals），它僅作用於小梁網格（trabecular meshwork），增強房水排出。*

Rhopressa 透過一個 rho-kinase（ROCK）介導的化學系統發揮作用，平均降低眼壓約 4mm Hg 至 5mm Hg，每天點用一次，就像前列腺素一樣，通常在晚上使用。Rhopressa 的弱點是它容易引起顯著的結膜充血，這可能會限制許多病人的接受度。Rhopressa 可能會在角膜中引起一種像胺碘酮般的環形沉積（amiodarone-like verticillata deposition），雖然這沒有臨床意義。此外，一些病人可能會出現一些細微的眼結膜周圍區域（paralimbal area）有斑點狀和短暫的結膜下出血，這些也沒有已知的臨床意義。雖然 Rhopressa 可以用作初始單一療法，但其作為輔助治療前列腺素的角色仍不明確。

Rocklatan（Aerie）是一種包含 0.02% Netarsudil 和 0.005% Latanoprost 的組合藥物，於 2019 年 3 月獲得 FDA 批准，是最新一種每天一次的藥物，利用小梁網格和房水膜外排出通路來降低眼壓。一般臨床原則是反對將組合青光眼藥物作為首選療法，因為單一藥物可能已能達到降低眼壓的效果。然而，Rocklatan 是例外，臨床試驗發現超過 60% 的用藥病人的眼壓降低了 30% 或更多，這

---

* 注：Pilocarpine 是一種副交感神經激動劑，透過不同的機制促進房水排出；它引起睫狀體縱肌的收縮，從其拉力打開多孔的小梁組織。由於需要每天點用四次，而因為有副作用如聚焦痙攣（accommodative spasm）、眉頭疼痛和瞳孔縮小，自 1978 年 β- 阻斷劑上市後，Pilocarpine 很快就不再流行。

幾乎是僅使用 Latanoprost 的參與者能夠達到的兩倍。

不過另外一點需要記得的是，費用是影響病人遵從青光眼藥物治療的主要障礙。所以面對新組合藥物時，不要立即躍躍欲試；相反的，要以病人爲中心，來做出決策和處方。在大多數情況下，應該首先嘗試使用 Latanoprost 的仿製藥，以查看其是否能達到目標眼壓範圍。如果 Montelukast 接近但未完全達到目標，那麼可以嘗試使用 Vyzulta 或加用 Timolol。當然，如果製藥廠提供優惠券以使這些藥物更具成本效益，所有這些論點都可能會被拋諸腦後。

另外兩種常用的藥物類別，即 *α*- 腎上腺素受體促效劑和碳酸酐酶抑制劑，每天兩次，沒有每天一次的用法。

如果不使用每日一次的藥物，通常會進行 Brimonidine 0.2% 的治療試驗，此藥最初被稱爲 Alphagan（Allergan），直到 0.15% 的配方 Alphagan-P（Allergan）上市才下架。這仍然比學名藥的 0.2% 配方要貴得多，而且這三種濃度的效果相似。相當少數的病人最終會對 Brimonidine 產生過敏反應，表現爲滴眼後結膜濾泡炎（follicular tarsal conjunctivitis）和輕度紅眼，發生這些症狀時通常需要停用這一類藥物。

Brimonidine 獲得 FDA 批准，以每日三次的方式使用，因爲有效期限約爲八小時。但是一般建議每天使用兩次，通常是早上醒來後不久使用一次，然後再間隔約八小時再使用一次。Brimonidine 在睡眠週期中幾乎沒有作用，所以不應在臨睡前使用。病人通常很難記住下午的滴眼劑（其實是任何藥物都是如此），可以建議病人設定手機定時器提醒。由於成本原因，一般開處方給病人使用 0.2% 濃度的 Brimonidine。

Combigan（Allergan）是一種 0.2% Brimonidine 和 0.5% Timolol

的結合藥物。

最後一種常用的青光眼藥物類別是碳酸酐酶抑制劑（carbonic anhydrase inhibitors）。Dorzolamide 是一種 2% 學名藥溶液，而 Azopt（Brinzolamide, Novartis）則是一種 1% 的眼用懸浮液。由於這兩種滴劑在臨床上具有相等的效果，一般開立學名藥的 Dorzolamide 溶液。這兩種滴劑很少產生極爲明顯的效果，通常能將眼壓降低約 15%。就像 Brimonidine 一樣。局部的碳酸酐酶抑制劑獲得 FDA 批准，以每日三次的方式使用，但大多數開的處方是每天使用兩次。雖然這些藥物在夜間具有一定的效果，但它們在夜間的效果，不如前列腺素類藥物有效，且其較爲有限的夜間表現使它們無法成爲頂級的選擇。

Cosopt（Akorn）是一種含有 2% 多索胺 Dorzolamide 與 0.5% Timolol 的組合藥物，但大多數醫師只會開處方給予學名藥通用的 Timolol。當需要無防腐劑的劑型時，現在可以開處方給予無防腐劑、單劑量的學名藥 Cosopt。

Azopt 也可以與 Brimonidine 組合使用，而非與 β- 受體阻斷劑組合，這使其成爲那些眞正需要這兩種成分藥物的哮喘病人的合理選擇。這種受品牌名稱保護的組合眼用懸浮液 Simbrinza（Novartis），價格相對較高，只有在每種成分藥物進行單眼治療試驗，顯示有意義的療效且病人負擔得起的情況下，才可以明智的開此處方。否則，必須開處方給予兩種單獨的學名藥眼藥水。雖然這兩種藥物價格相對較低，但病人必須在每次滴眼之間等待至少五分鐘。與一瓶中含有兩種藥物相比，絕對不是最佳選擇，但對於注重費用的病人來說，這兩種價格較低的藥物也是必不可少。

另外 Santen 與 UBE 公司宣布，美國 FDA 已批准 Omlonti

（omidenepag，爲一 prostaglandin EP2 receptor agonist）0.002% 眼藥水，用於降低原發性開角型青光眼或高眼壓患者的眼內壓。批准日期爲 2022 年 9 月 22 日。

第九節　青光眼藥物在睡眠時間的療效

α- 腎上腺素受體促效劑和 β- 阻斷劑在夜間睡眠期間降低眼壓的效果減少，甚至可能沒有效果。

所有前列腺素都能降低夜間眼壓，但與日間功效相比，效果「減少」。

CAI（carbonic anhydrase inhibitor）可能使全天眼壓降低約 15%，但雙日點用的 Dorzolamide 在任何夜間測量中「未能將眼壓降低至基線水平」。

第十節　白內障手術與青光眼

白內障手術在青光眼治療中有助益的作用不可否認。最新一件附帶眼前房微侵入手術（MIGS）清除（washout）情況下的研究，發現單獨的超聲乳化白內障手術效果顯著，而 MIGS 的增值效益相對較小。白內障手術對於閉角型青光眼病例，平均降壓 6.4 毫米汞柱；對於開角型青光眼，能降壓約 2.7 毫米汞柱【46】。

第十一節　青光眼病人自我照護

在具有嚴重不對稱的杯狀視乳頭病變的病人中，除了遵循醫療治療外，他們還能做些什麼呢？

一、睡覺的姿勢

眼壓在睡眠時最高，臥姿會導致結膜及眼眶靜脈壓增加。夜間眼壓升高，何以重要是：因爲對於青光眼患者而言，增加的幅度比正常眼還大，而這種增加恰好發生在全身血壓最低的時候。如果眼壓升高而血壓降低，則眼部灌流壓將下降，使其更容易受到青光眼損害的風險【47】。

最近的一項研究【48】顯示，病人習慣性的睡眠姿勢可能會加劇他們的視神經病變，原因可能是對眼壓產生影響。當病人將臉貼在枕頭上的一側入睡時，該側的眼壓可能會因直接的物理 / 機械壓力而增加，即使他們的眼睛沒有直接貼在枕頭上，而只是將病理性較重的視神經置於向下位置，相比於向上的眼睛，該眼的眼壓也會增加。

在睡眠期間戴上 Fox 護目罩（Fox sleep mask，可網購）可能可以減輕由於枕頭壓力而引起的眼壓增加。醫師應該教育病人嘗試以仰臥的方式入睡，將其更嚴重的青光眼眼睛置於上方的位置；而仰臥 + 抬高頭部入睡也可能有一定的優勢。

誠然，這些是微小的細節，但在疾病嚴重或進展的情況下，每一個防止進一步進展的努力都是值得的。

二、青光眼與運動的關係

通常，病人會詢問是否有什麼方法可以幫助他們的青光眼。多年來，臨床醫師會告訴這些病人：「只需要持之以恆的使用您的眼藥水！」但是一般已經了解，保持一致的運動對於青光眼有幫助，而最近一項研究【49】所展示的效益程度令人驚訝。然而，讓病人改變生活方式仍然是一個艱巨的挑戰，就像對患有糖尿病或特發性顱內壓增高的病人討論減肥的好處，以及向患有年齡相關性黃斑部病變的病人討論戒菸的好處一樣，會徒勞無功。

無論他們是否接受基於證據的建議，都必須與病人分享這些知識，並盡力鼓勵他們改變生活方式。

1. 建議每週進行150分鐘的中度、強度有氧運動和兩天的抗阻運動。
2. 此類運動可能將青光眼風險降低 40% 至 50%。
3. 宣導身體活動，除了預防其他慢性疾病外，還有助於預防青光眼。
4. 「透過保持活躍和健康，使青光眼發展風險降低 40% 至 50% 的程度是令人驚訝的【50】，這可能是要預防青光眼時，除了老化不可逆外，最強的因素之一。」

三、治療系統病藥物的影響【51】

SSRI 抗抑鬱藥（selective serotonin reuptake inhibitors 選擇性血清素再裝回抑制劑）如 Prozac®、Zoloft®、Paxil® 和 Lexapro®；還有 SNRI 抗抑鬱藥（serotonin-norepinephrine reuptake inhibitors 血清素－去甲腎上腺素再裝回抑制劑）如 Effexor®、Cymbalta® 有 30% 的保護效果。

β-阻斷劑（主要是美托洛爾 metoprolol），有20%的保護效果。

CCB（calcium channel blocker，鈣離子通道阻斷劑），主要是amlodipine（氨氯地平）（Norvasc®），有高度的不良影響。

因此眼科醫師需要意識到這些對於患有進展性和晚期青光眼的患者，其相對應的積極和消極的影響。

四、咖啡的影響[52]

咖啡因是一種腺苷受體拮抗劑（adenosine receptor antagonist），用於治療急性偏頭痛，以及作爲止痛輔助劑、中樞神經系統刺激劑、外周血管收縮劑、利尿劑、呼吸刺激劑和支氣管擴張劑，促進胃食道逆流。

咖啡因與白內障之形成無關。

有青光眼風險的患者應該謹慎攝入過多咖啡因，並且眼壓控制也極爲重要，建議患者避免過量攝入咖啡因是合理的，因爲即使眼壓稍微降低，也已被證實能降低青光眼進展的風險。

第十二節　治療青光眼專家們的心得[53]

「在治療的最初兩到三年，實際上無法確定病人的視野或OCT（optical coherence tomography）的測量結果是穩定或惡化，因此需要爲每個病人制定個人化的眼壓降低目標。」這就是爲什麼，我們不能僅憑單一視野檢查來判斷病情進展。除非極爲罕見，青光眼的進展速度很慢，眞正的進展需要至少兩到三年的時間，才能可靠地顯現出來。

關於確定基準眼壓（發生在可能從其他醫師那裡接手的病人身

上），「讓病人暫停他們可能被開具的眼藥水治療數次診療，向病人保證在一週的停藥期間內不會出現進展的損害。」接手正在接受青光眼治療的病人時，在大多數情況下，根據他們的病情進展程度，先要求他們停藥兩週，然後再次檢查眼壓。多年來的發現是，約三分之一的病人正在接受他們實際上並不需要的治療【54】。也就是說，他們在治療期間和停藥期間的眼壓沒有變化。這可能意味著其中一些人確實患有青光眼性視神經病變，但正在接受無效的治療，或者他們只是沒有按照以前開具的眼藥水來使用；因此，就藥物的正確使用，進行一次由衷的與病人的對話，可能是他們治療中最關鍵的方面。假設使用正確但無效的前一種藥物後，可以嘗試新的治療方案，作爲治療性單眼試驗。

「如果病人的目標眼壓是 15mm Hg，而這次診療的眼壓是 18mm Hg，應該改變目標還是增加眼藥水？」都不是。相反的，先試圖評估病人是否遵從了開具的治療方案。至少一半的時間，病人在遵從治療方案後，可以恢復到目標眼壓。對於已達到目標眼壓但視野確認惡化的病人來說，改善依從性仍然是一個可能的解決方案。如果這不起作用，就需要降低目標眼壓，並進行更密切的 OCT 和視野檢查追蹤。

「在每個病人身上，必須在眼壓降低的好處和治療負擔之間取得平衡。設定目標眼壓可以幫助我們確定這種平衡的最佳估計，但它需要評估除眼壓外的多個因素，並認識到目標可能需要根據每個病人的臨床情況來進行調整。」

重要的是，臨床醫師的責任是與病人進行有意義的對話，建立團隊合作關係，以確保最佳治療。

局部用青光眼藥

品牌藥名	學名藥名	製造商	濃度	瓶裝量
Beta Blockers				
Betagan	levobunolol hydrochloride	Allergan 及學名藥	0.25% 0.5%	5ml, 10ml 5ml, 10ml, 15ml
Betimol	timolol hemihydrate	Akorn	0.25% 0.5%	5ml 5ml, 10ml, 15ml
Betoptic-S	betaxolol hydrochloride	Novartis	0.25%	5ml, 10ml, 15ml
Istalol	timolol maleate	Bausch + Lomb	0.5%	2.5ml, 5ml
Timoptic	timolol maleate	Bausch Health 及學名藥	0.25% 0.5%	5ml, 10ml, 15ml 5ml, 10ml, 15ml
Timoptic（無防腐劑）	timolol maleate	Bausch Health	0.25% 0.5%	unit-dose unit-dose
Timoptic-XE	timolol maleate	Bausch Health	0.25%	2.5ml, 5ml
Prostaglandin Analogs				
Bimatoprost	Bimatoprost	Generic	0.03%	2.5ml, 5ml, 7.5ml
Lumigan	Bimatoprost	Allergan	0.01%	2.5ml, 5ml, 7.5ml
Travatan Z	Travoprost	Novartis	0.004%	2.5ml, 5ml
Travoprost	Travoprost	學名藥	0.004%	2.5ml, 5ml
Vyzulta	latanoprostene bunod	Bausch + Lomb	0.024%	2.5ml, 5ml

Xalatan	Latanoprost	Pfizer 及學名藥	0.005%	2.5ml
Xelpros	latanoprost ophthalmic emulsion	Sun Ophthalmics	0.005%	5ml
Zioptan	Tafluprost	Akorn	0.0015%	unit-dose
Alpha Agonists				
Alphagan P	Brimonidine	Allergan	0.1%, 0.15%	5ml, 10ml, 15ml
Brimonidine	Brimonidine	學名藥	0.15%, 0.2%	5ml, 10ml, 15ml
Carbonic Anhydrase Inhibitors				
Azopt	brinzolamide suspension	Novartis	1%	5ml, 10ml, 15ml
Trusopt	Dorzolamide	Merck 及學名藥	2%	5ml, 10ml
Rho Kinase Inhibitors				
Rhopressa	Netarsudil	Aerie Pharmaceuticals	0.02%	2.5ml
複合劑				
Combigan	brimonidine/timolol	Allergan	0.2%, 0.5%	5ml, 10ml
Cosopt	dorzolamide/timolol	Akorn 及學名藥	2%, 0.5%	5ml, 10ml
Cosopt PF	dorzolamide/timolol	Akorn	2%, 0.5%	unit-dose
Rocklatan	netarsudil and latanoprost	Aerie Pharmaceuticals	0.02%, 0.005%	2.5ml
Simbrinza	brinzolamide/brimonidine suspension	Novartis	1%, 0.2%	8ml

第5章　學童近視、AMD及老花

從嬰兒、成年到耆老，所有人都可能需要眼睛一視覺的照護，以及在他們生活的某個時刻幫助保護他們的視力品質。最近，三種影響生命週期的眼睛情況受到了更加密切的關注，新的數據也提供了更好幫助這些人的不同策略。本章先檢視有關學童近視控制和營養對老年人視網膜健康的最新文獻，然後探討中年人初次感覺視覺老化，但不願意配用老花眼鏡或隱形眼鏡，而選擇藥物處理的途徑。

第一節　學童近視

最近的研究表明，近視在單一世代中迅速增加的普遍情況，可能主要受到環境因素的影響，而非基因傾向。都市化、高等教育和智商已被認爲是潛在的環境風險因素。然而，兩個至關重要且一致的風險因素是近距離工作活動增加和戶外活動減少。因此，現在人們相信環境因素，特別是生活方式的改變，對近視的發展有更顯著的影響【55】。

多年來，研究人員和臨床醫師們試驗了許多方法，包括各種光學屈光控制，以及藥物治療來減緩近視的進展，但卻沒有最理想的方法。雖然病人需要接受簡單的生活方式調整，例如增加戶外活動時間、減少近距離工作和使用電子螢幕的時間，但對許多病人來說，臨床干預是必不可少的。然而，干預的具體形式仍存在爭議。

目前，似乎低劑量阿托品（atropine），俗稱散瞳劑，可能是最佳的藥物療法。然而，研究人員仍在就最佳的阿托品治療方案進行討論，以實現最佳的近視控制。

2019 年 6 月發表在《Eye》期刊的一篇文章，對各種治療選項進行了全面的報導，值得仔細研讀其結論【56】：

「近視是全球最常見的眼疾，但通常被誤解爲僅僅是一種屈光錯誤，可以透過眼鏡、隱形眼鏡或屈光手術來矯正。」

「延遲近視發生和減緩學齡兒童近視進展可能是降低晚年高度近視的關鍵。」

「到目前爲止，阿托品是唯一被證明能夠穩定減緩近視進展的藥物。一旦孩子出現近視，進展速度估計在東亞人約爲每年 -1.00D，而白種人約爲每年 -0.50D。因此，早期干預以阻止近視，在近視兒童中的進展是迫切和重要的。」

「開始以最低濃度進行治療，例如 0.01% 的阿托品，副作用最少。藥物使用頻率爲每天睡前一次。在阿托品治療期間，如果孩子在看遠方面有困難，應開具適當的看遠用眼鏡……」

「爲了取得最佳效果，家長和孩子的動機是同樣重要，長期遵守和堅持阿托品治療也不容忽視。」

作者指出，嚴格的研究比較了不同濃度的阿托品，發現 0.01% 的效果最佳，在治療結束後出現的反彈現象最小。在較高濃度（即 1% 和 0.5%）中，因瞳孔放大引起的畏光是最常見的副作用，而使用 0.1% 和 0.01% 的參與者很少抱怨對光敏感的症狀。這種罕見情況也適用於低濃度下的阿托品過敏性。在 0.01% 組中，只有 2% 的病人因副作用而停止治療。研究人員還建議病人在近距離工作期間取下矯正近視的眼鏡，或者佩戴多焦點眼鏡，並進行充足的戶外活動。在這些戶外活動期間，可以戴帽子、見光變深色的眼鏡或太陽眼鏡以緩解懼光現象。雖然最佳治療時長尚不清楚，但有些人建議停止治療一年，以評估在最初兩年治療後的進展速度。那些在停止治療後，近視繼續進展的學童可以重新開始治療。

1. 另一項更近期的研究【57】評估了三種阿托品濃度：0.05%、0.025% 和 0.01%，並提供了有關這些不同阿托品治療方案的更多細節：

   「在 1 年後，相較於安慰劑組，0.05%、0.025% 和 0.01% 阿托品組的平均球面等效（spherical equivalent）進展分別減少了 67%、43% 和 27%，眼軸長延長分別減少了 51%、29% 和 12%。值得注意的是，0.01% 阿托品組與安慰劑組之間的軸向延長差異並不顯著。所有三種濃度的阿托品的學童耐受性良好，不會過度影響瞳孔擴張及近聚焦力喪失，也不會對看近的視力和最佳矯正的看遠的視力造成影響，而且沒有任何與治療相關的不良事件的報告。」

2. 「雖然我們確認了在 1 年的時間內，0.05% 阿托品優於 0.025% 阿托品，但比較它們在 2 年後的療效，以確定長期最佳濃度是很重要的。〔...〕還有一個問題，那就是一旦近視進展得到控制，是否可以停用阿托品。」阿托品的抗近視機制尚不完全清楚。

這兩組研究人員得出了稍微不同的結論，完美地反映了在發展初期，藥物抑制近視進展的狀態。要廣泛使用這種尚未完善的方法的關鍵是，跟熟悉該治療方法的臨床醫師合作。

雖然這些研究結果令人鼓舞，但讓家長和孩子支持這種低劑量阿托品治療，並且在多年間保持他們的參與，可能是最終成功的限制因素。所以在採用這種藥物治療近視控制方法之前，應該先認識並與一位兒科專家進行交流。

第二節　視網膜營養與 AMD 的發展

老化當然是不可逆，而其中一個較爲常見的老年問題是年齡相關性黃斑部病變（AMD）的發展。發表於 2019 年 2 月《美國眼科醫學雜誌》的一項基於人口的研究，突顯了許多營養上的改變，可以幫助預防視網膜變化【58】。研究表明，維生素 C、維生素 B、維生素 E 和多不飽和脂肪酸 ω-3 等營養素，可以降低發展 AMD 的風險。對這些營養素進行高劑量補充的試驗，以及關於膳食攝入的報告，都提供了重要的有益效果證據。遵循結合這些有益營養素的飲食的病人，可能比不遵循的病人對抗 AMD 更有保護作用。該研究的作者指出：「一種可能的解釋是營養素的生物可利用性和營養價值取決於同時攝入其他營養素。」一般建立了膳食指南的國家通常建議每週攝入一到兩份魚類，每天攝入 200 克至 250 克蔬菜和 200 克水果。研究發現，這種飲食可以將罹患 AMD 的風險降低 42%，僅僅每週食用兩次特別肥美的魚類就可以將風險降低 24%。

當談到營養和 AMD 時，通常臨床醫師首先想到的是胡蘿蔔素類的葉黃素（lutein）和玉米黃質（zeaxanthin），主要是因爲它們是黃斑色素的重要組成部分，有助於維持視網膜的完整性。葉黃素和玉米黃質濃集在黃斑中，可以過濾藍光、阻止活性氧自由基、減少光引起的氧化損傷和炎症，它們還可以保護神經細胞膜。儘管如此，該研究發現蔬菜和水果等食物類別與已發病 AMD 之間沒有明顯的關聯。即沒有明確的證據表明葉黃素和玉米黃質的膳食攝入能治療 AMD。然而，膳食攝入的 β- 胡蘿蔔素則顯示出降低 AMD 風險的效果，尤其對高基因風險者而言。

最終，這項研究確認了其他研究已經報告的結果：結合不同食物類別的飲食，影響每種營養素的生物可利用性和營養價值，與單獨攝取每個食物類別相比，結合多種食物類別有更好的效果。

臨床醫師可以相信文獻支持並建議的飲食，包括多種蔬菜、水果和魚類，將對患有 AMD 風險的病人有益。研究作者得出結論，臨床醫師應向所有有 AMD 風險的病人，講解健康綜合生活方式的好處，包括健康飲食、定期運動和不抽菸。然而，這個建議的問題在於，儘管出於善意，人類通常表現出不理想的病患行爲。民眾經常缺乏紀律性並且容易做出不良決策。爲了幫助病人在他們自己無法控制的情況下，保持中心視力，通常可以推薦口服維生素和礦物質補充劑，可以選用傳統的 AREDS2 產品或新的可咀嚼形式。

以下是預防眼疾的常見營養和食物補充品：

1. Omega-3 脂肪酸：這些必需脂肪酸似乎已被證實有助於預防 AMD 和乾眼症，還是寧可信其有的情況下，Omega-3 脂肪酸可在油性魚類（如鮭魚、鯖魚、沙丁魚）以及魚油膠囊等補充品中找得到。魚油的品質各不相同，其含有的必需脂肪酸成分，如二十碳五烯酸（EPA, eicosapentaenoic acid）和二十二碳六烯酸（DHA, docosahexaenoic acid），也會有所不同。作爲一般指南，這些化合物的毫克含量應該總計約爲 850 毫克，才能產生有意義的效果。這兩種化合物集中在光感受器的外層，被認爲可以吸收有害的藍光波長（不過藍光的害處已經開始有爭論）。由於葉黃素和玉米黃質是補充品，所以需要了解每位病人的膳食和營養攝入情況，以正確量化所需的補充量。這個現實考量在關於適當的補充建議的討論中往往被忽略。

2. 維生素 A：這種維生素對於維持健康的視力和預防夜盲症至關重要。可以在肝、蛋黃和深綠色葉菜中找得到。
3. 維生素 C：這種強大的抗氧化劑已被證實可以減少白內障和 AMD 的風險。可以在柑橘類水果、漿果、奇異果和花椰菜中找到。
4. 維生素 E：另一種抗氧化劑，可幫助預防白內障和 AMD。可以在堅果、種子和植物油中找到。
5. 葉黃素和玉米黃質：這些類胡蘿蔔素在眼睛的黃斑部位高濃度存在，已被證實對抗 AMD 有保護作用。可以在綠葉蔬菜中找到，如羽衣甘藍（kale）、菠菜和羽衣甘藍葉（collard greens）。
6. 鋅：這種礦物質對於維持健康的視力非常重要，已被證實有助於預防 AMD。可以在牡蠣、紅肉、家禽和豆類中找到。
7. 輔酶 coenzyme Q10：這種抗氧化劑已被證實可以保護眼睛免受氧化應激，可能有助於預防 AMD。可以在魚、肉和全穀物中找到。
8. 越橘：這種水果富含抗氧化劑，已被證實可以改善夜間視力並預防 AMD。
9. Curemin*，也稱爲薑黃素，其作用機制涉及多個生物途徑。也許

* 注：薑黃素可能可以做爲一般性的營養劑而非治療劑，Curemin 表現出多種藥理活性，包括抗炎、抗氧化的效果。它與人體中多個分子標靶相

可以抗微生物，如細菌、病毒、阿米巴和抗癌。

儘管這些補品可能對眼睛健康有益，但它們不應作爲健康飲食和生活方式的替代品。在開始任何新的補品之前，最好諮詢營養學專業人士。

第三節　老花眼

老視或老花眼是一種自然的年齡相關疾病，會造成近距離物體

互作用，從而產生幾乎是包羅萬象的多元化效應，所以眼睛組織應該也能受益。Curemin 的一些已知作用機制包括：

1. 抑制炎症：Curemin 可以透過抑制藥物活性，如環氧合酶（COX cyclooxygenase）和白介素氧化酶（LOX lipoxygenase）等，參與發炎分子合成的酶活性，來抑制炎症途徑。透過減少炎症反應，Curemin 可以幫助緩解與炎症相關的症狀。
2. 抗氧化活性：Curemin 具有強大的抗氧化特性，可以清除和中和自由基，從而保護細胞免受氧化損傷。它還能刺激體內的抗氧化防禦系統，例如增加抗氧化酶的活性。
3. 調節信號通路：Curemin 可以調節細胞內多個信號通路，包括核因子 κB（NF-κB, nuclear factor-kappa B）和有絲分裂原活化蛋白激酶（MAPKs, mitogen-activated protein kinases）等，這些通路參與調節炎症反應、細胞存活和基因表達。
4. 干擾細胞信號和生長：Curemin 可以干擾細胞增殖和存活等信號通路，例如 PI3K/Akt 通路。這種干擾可能有助於抑制癌細胞的生長，並誘導細胞凋亡（程序性細胞死亡）。
5. 與酶和蛋白質的相互作用：Curemin 可以與細胞過程中涉及的各種酶和蛋白質相互作用。例如，它可以抑制基質金屬蛋白酶（MMPs, matrix metalloproteinases）的活性，這些酶參與組織重塑和炎症。

的聚焦困難。雖然它無法治療，但有幾種光學方法可用於管理老視。常見的矯正法是使用處方眼鏡或隱形眼鏡，這些眼鏡和隱形眼鏡旨在矯正導致老視的屈光不正。另一種選擇是單眼視覺矯正法，其中一只眼睛矯正遠視，另一只眼睛矯正近視。

還有幾種手術選擇，包括角膜植入物，這是植入到角膜中的小型透鏡，可改善近視視力，以及屈光透鏡置換，其中眼睛中的天然晶體被人工晶體取代，可矯正遠視和近視。

藥物方面，最近上市的 Vuity™（pilocarpine hydrochloride ophthalmic solution, 1.25%）[59] 是處方眼藥（下表），利用其縮瞳功能，針孔化瞳孔，來處理老花眼。陸續上市的老花藥物及其副作用亦列表於下：

製造商	藥名	有效成分	使用次數	有效時間	副作用
Allergan	Vuity	Pilocarpine HCl, 1.25%	每日 1 次	可達 6 小時	頭痛（多爲輕微），眼發紅，視網膜脱落（極少病例）
Visus Therapeutics	Brimochol	Carbachol + Brimonidine tartarate	每日 1 次	至少 8 小時	頭痛，眉額疼，點用時有灼熱與刺激感
Orasis Pharma-ceuticals	CSF-1	Pilocarpine HCl, 0.4%	每日 2 次	第 1 劑可達 8 小時	頭疼，點用處有痛感
Eyenova	MicroLine	Pilocarpine HCl, 2%		3-4 小時	輕微或過渡性反應

製造商	藥名	有效成分	使用次數	有效時間	副作用
Ocuphire	Nyxol	0.75% Phentolamine ＋0.4% Pilocarpine	每日 1 次	不明	眼發紅
Lenz Therapeutics	PRX-100	Aceclidine	每日 1 次	可達 10 小時	輕微反應

將 Pilocarpine 與新型劑量結合是另一種治療可能性。其中如 Ocuphire 的 Nyxol 是 0.75% 的 Pentolamine 加入 0.4% Pilocarpine 的眼用液（見上表）。

需要注意的是，最佳的老視治療方案取決於個體的具體需求和喜好，以及其整體健康狀況和病史。眼科醫師可以幫助確定最適當的治療方案。

第6章　非處方成藥、乾眼、過敏

第一節　非處方成藥

用於眼部的非處方藥物（OTC, over-the-counter ophthalmic drugs）及其特性包括：

一、人工淚液

可以紓解乾眼症狀，如眼睛乾燥、刺激和不適感，提供短期的溼潤感。某些人工淚液含有防腐劑以防止細菌滋生，但也有無防腐劑的選擇。選擇人工淚液時，可以考慮以下幾個因素：

1. 眼睛狀況

首先評估眼睛狀況。不同的人工淚液產品可能針對不同的問題，提供不同的解決方案。例如，如果病人經常感到眼睛乾燥，可以選擇具有潤滑特性的人工淚液。如果有眼睛過敏或眼睛炎症等問題，可以選擇具有舒緩和消炎功效的人工淚液。

2. 成分

檢查人工淚液的成分。一般而言，人工淚液的主要成分是水和一些潤滑劑，如羥丙基甲基纖維素。然而，某些人工淚液可能還包含較多的保溼劑或藥物成分。如果病人需要更強的保溼效果，可以選擇添加了保溼劑的產品。如果有其他眼部問題，例如眼睛紅腫或眼睛過敏，可以選擇含有相應藥物成分的人工淚液。還有，脂質型和水性型人工淚液都具有各自的優點，在不同的情況下都有效。以下是兩者的比較：

脂質型人工淚液：脂質型淚液含有模仿淚液脂質層的油脂或脂質，有助於減少蒸發並保持眼表面的溼潤。它們特別適用於蒸發型乾眼症，其中淚液蒸發速度過快。脂質型淚液可以改善淚液膜的穩定性，減輕乾燥和不適感。

水性型人工淚液：水性型淚液主要由水和電解質組成，類似於自然淚液的水性成分。它們可以立即提供潤滑和溼潤效果，適用於缺水型乾眼症，即淚液產生不足的情況。水性型淚液可以緩解乾燥、刺激和異物感。

脂質型和水性型人工淚液的選擇，取決於乾燥症狀的根本原因和病人個人特定需求。在某些情況下，可能會建議結合使用兩種類型的淚液，以獲得全面的緩解效果。

3. 品牌和口碑

選擇知名品牌的人工淚液。這些品牌通常有較高的品質標準和研究支持。

4. 類型

人工淚液有不同的類型，包括滴劑、凝膠和眼膏等。滴劑適合日常使用和輕度的眼乾燥問題，而凝膠或眼膏則更適合夜間使用或較嚴重的乾燥情況。可以根據病人的需求和個人偏好，選擇適合的類型。

5. 敏感性和適應性

一些人可能對某些人工淚液的成分過敏或產生不適反應。如果病人已經使用過某些產品或有特定的敏感性，需仔細閱讀產品標籤上的成分列表，確保沒有對病人造成不適的成分。

人工淚液的品牌甚多，比較暢銷的爲：Tears Naturale PM, Isopto Tears, Bion Tears, Tears Naturale Forte, Tears Naturale Free Lubricant, Tears Naturale II Polyquad, Tears Plus, Lacril, Liquifilm Tears, LubriTears, Minims Artificial Tears, Celluvisc, Gel Tears, Bausch & Lomb Advanced Eye Relief Dry Eye Environmental Lubricant Eye Drops, Bausch & Lomb Advanced Eye Relief Dry Eye Rejuvenation Lubricant Eye Drops, Bausch & Lomb Soothe Long Lasting (Preservative Free) Eye Drops, Visine Tired Eye Relief, Visine TEARS Dry Eye Relief, Visine TEARS Long Lasting Dry Eye Relief，以及 iVizia for Dry Eyes.

各品牌人工淚液均有不同的成分，例如 Tears Natural 含 dextran 70 0.1% 及 hypromellose 2910 0.3%，其他成分均爲潤滑劑，從藥瓶標籤可以分辨是油質（petrolatum、mineral oil、glycerin 等）或水質（methylcellulose、dextran、borate 等）。

含防腐劑	不含防腐劑	藥膏	乳液	凝膠
1% glycerin 0.3% glycerin/1% propylene glycol 0.5% polyvinyl alcohol/0.6% povidone 1% polyvinyl alcohol/1% polyethylene glycol 400 1.25% povidone 0.4% polyethylene glycol 400/0.3% propylene glycol 1.4% polyvinyl alcohol 0.1% dextran 70/0.3% methylcellulose 2910 0.1% dextran 70/0.2% glycerin/0.3% hydroxypropyl methylcellulose 2910	0.1% dextran 70/0.3% hydroxypropyl methylcellulose 2910 0.6% glycerin/0.6% propylene glycol 0.1% dextran 70/0.3% hydroxypropyl methylcellulose 2910 0.4% polyethylene glycol 400/0.3% propylene glycol 1% polysorbate 80	94% white petrolatum/3% mineral oil/lanolin 85% white petrolatum/15% mineral oil white petrolatum/anhydrous liquid lanolin/mineral oil white petrolatum/mineral oil white petrolatum/light mineral oil 57.7% white petrolatum/31.9% mineral oil 55.5% white petrolatum/42.5% mineral oil/2% petrolatum/lanolin alcohol/56.8% white petrolatum/42.5% mineral	0.5% light mineral oil/0.5% mineral oil	0.3% hypromellose/phosphoric acid/sodium hydroxide/sodium perborate 1.5% carboxymethylcellulose/0.1% polyvinylpyrrolidone 0.25% PEG 400/boric acid/potassium chloride/sodium borate/sodium chloride/sodium hyaluronate
			噴霧劑	
			retinyl palmitate/tocopheryl acetate/magnesium ascorbyl phosphate/polysorbate 80/sodium chloride/sodium hydroxide/phenoxyethanol/alcohol/disodium EDTA/PEG-12/glyceryl	

二、抗組織胺藥（antihistamine）

非處方抗組織胺藥——透過阻斷引起過敏反應的組胺釋放起作用，可以減輕眼部過敏症狀，例如瘙癢和紅腫。有以下數種（學名藥名＋括號內爲品牌藥名）：

1. Alcaftadine ophthalmic (Lastacaft)
2. Azelastine hydrochloride ophthalmic
3. Bepotastine besilate (Bepreve)
4. Cetirizine hydrochloride ophthalmic (Zerviate)
5. Epinastine hydrochloride (Elestat)
6. Ketotifen fumarate ophthalmic (Alaway, Zaditor)
7. Olopatadine hydrochloride ophthalmic (Pataday)

三、解塞眼藥水（decongestant eye drops）

用於緩解由過敏或輕微眼部刺激引起的眼睛紅腫。它們透過收縮眼部血管的作用發揮效果。醫師們傾向於關注保持患者健康並消除不適症狀，但許多病人的眼睛的外觀也受到影響，所以不應忽視這些問題的重要性。有些藥物最初用於青光眼，現在已經經過改良並重新用於改善眼睛的外觀：

Latisse 是一種 0.03% 的 bimatoprost（Allergan）配方，最初被宣傳爲睫毛增強劑或治療脫髮症的產品，最近已經失去專利保護。如果非專利品的價格明顯低於品牌版本，臨床醫師可能很快就會使用新的仿製版本。

Lumify 是 Bausch + Lomb 推出的 0.025% brimonidine 配方，是一種 α-2 受體促效劑收縮劑（alpha-2 receptor agonist vasoconstrictor），用於緩解紅眼。年前推出時備受矚目，與 tetrahydrozoline 解塞劑 Visine 競爭最直接。Lumify 對眼表面的刺激較少，因爲它不會引起與 tetrahydrozoline 有關的反彈性紅腫。

解塞眼藥水有：

<table>
<tr><th>學名藥名</th><th>品牌藥名</th><th>%
濃度</th><th>Adrenergic receptor agonist subtype</th></tr>
<tr><td>Tetrahydrozoline HCl</td><td>Clear Eyes Traveler's Eye Relief (Prestige Brands)
Rohto Ice (Rohto Pharmaceutical)
Visine (Johnson & Johnson)</td><td>0.05</td><td>$\alpha 1$</td></tr>
<tr><td rowspan="5">Naphazoline HCl</td><td>Bausch + Lomb Advanced Eye Relief (Bausch + Lomb)</td><td>0.012</td><td rowspan="5">Mixed $\alpha 1/\alpha 2$</td></tr>
<tr><td>Bausch + Lomb Advanced Eye Relief Maximum (Bausch + Lomb)</td><td>0.03</td></tr>
<tr><td>Clear Eyes (Prestige Brands)</td><td>0.03</td></tr>
<tr><td>Rohto Cool (Rohto Pharmaceutical)</td><td>0.012</td></tr>
<tr><td>Rohto Cool Max (Rohto Pharmaceutical)</td><td>0.03</td></tr>
<tr><td>Brimonidine tartrate</td><td>Lumify (Bausch + Lomb)</td><td>0.025</td><td>$\alpha 2$</td></tr>
</table>

四、潤滑軟膏（lubricating ointments）

類似於人工淚液，但質地更稠。它們可以提供更持久的潤滑效果，用於緩解眼睛乾燥，也可以在睡眠期間作爲眼睛的保護屏障。此產品可能含有以下一種或多種成分：羧甲基纖維素、葡聚多糖、甘油、羥丙甲纖維素、聚乙二醇 400（PEG 400）、聚山梨醇酯、聚乙烯醇、聚乙烯吡咯烷酮或丙二醇等（carboxymethylcellulose, dextran, glycerin, hypromellose, polyethylene glycol 400 (PEG 400)）, polysorbate, polyvinyl alcohol, povidone, or propylene glycol。眼部潤滑劑可保持眼睛溼潤，有助於保護眼睛免受損傷和感染，減少眼乾燥的症狀，例如灼熱、發癢以及感覺眼中有異物。

五、眼瞼擦洗劑（eyelid scrubs）

一般藥房有售，用於清潔眼瞼，去除可能引起刺激和炎症的碎屑和細菌。常建議給患有眼瞼炎或乾眼症的人使用。

第二節　乾眼症與過敏症

多數有「眼睛癢」（與過敏性結膜炎相符）症狀的病人，同時也患有乾眼症和眼紅症。具體而言，相較於眼睛不癢的病人，有眼癢症狀的病人同時患有乾眼症的機率為 2.11 倍。同樣，這些病人同時出現眼紅的機率是沒有眼癢的病人的 7.34 倍。這表明一些有症狀的病人同時具有過敏性結膜炎和乾眼症候群的特徵。

一、眼睛灼熱（微痛）與發癢

癢感：若病人主述的是癢感，要確定它是獨立的症狀還是與發炎的相關徵象並存，然後進行相應治療。請記住，如果僅有症狀：

使用冷敷、人工淚液，以及口服或局部使用抗組織胺 / 肥大細胞穩定劑（mast cell stabilizer）；如果是症狀加上表現了徵象：除了上述策略外，還可以加用類固醇，例如 Lotemax、Alrex 或 FML。

灼熱或痛感：如果灼熱痛感是主要症狀，應進行全面的乾眼症檢查，確定乾眼症是其基本疾病，然後相應治療。要注意，癢和灼熱感這兩種症狀可能會同時存在。由於乾眼症在各個年齡層都很常見，無論是否與過敏性眼疾有關，都要識別並治療這種疾病。

一般都知道健康的淚膜需要正常運作的眼瞼腺（meibomian glands）、淚腺（lacrimal glands）和結膜腺細胞（conjunctival goblet cells）。其中，眼瞼腺的影響最大，眼瞼腺功能障礙（MGD）是大多數乾眼症（DED, dry eye disease）案例的罪魁禍首，因此眼瞼是作爲評估和介入干涉的主要領域。臨床醫師透過維護良好的眼瞼健康和功能，最是能爲乾眼症病人實現長期改善，這在現代人長時間盯著各種數位螢幕，並且眨眼不足的時代尤爲重要。對於一些病人，可以暫時使用非處方的淚液補充劑以緩解症狀。基於對 MGD 功能失常症狀影響的認識，臨床上一般傾向於優先使用基於脂質的人工淚液，因爲發現它們最能穩定淚膜。

二、乾眼症處理方案

1. 診斷

(1) 全面病史詢問：收集病人的症狀、病史、藥物使用情況，以及可能導致乾眼症的環境因素等相關資訊。

(2) 症狀評估：使用標準問卷（如 Ocular Surface Disease Index (OSDI)，或 Dry Eye Questionnaire (DEQ-5)），評估乾眼症症狀

的嚴重程度和頻率。

(3) 臨床檢查：對眼表、眼瞼、淚液膜和其他相關結構進行全面檢查。可能包括淚液膜破裂時間（Tear Break-Up Time, TBUT）、Schirmer 檢測、角膜染色和眼瞼腺評估等測試。

(4) 進一步檢測：根據需要考慮進行進階診斷測試，如淚液滲透壓測量、眼瞼腺攝影，或基質金屬蛋白酶（MMP-9）測試等。

2. 治療

(1) 環境調整：

- 鼓勵正確眨眼和頻繁休息，減少淚液蒸發。
- 在乾燥或空調環境中提倡保溼，如有需要。
- 建議戶外佩戴環繞式太陽眼鏡，減少風和環境刺激物的暴露。

(2) 人工淚液：建議使用不含防腐劑的人工淚液，以補充和穩定淚液膜。根據個體需求選擇適當的類型（如含脂質、凝膠或水性基礎）。

(3) 眼瞼腺功能障礙（MGD）管理：

- 溫熱敷：指導病人對眼瞼進行溫熱敷，以改善眼瞼腺分泌物的液化和流動。
- 眼瞼清潔：教導適當的眼瞼清潔方法，包括使用溫和、不刺激的清潔劑或市售的眼瞼溼巾進行輕柔清潔。
- 眼瞼腺擠壓：必要時，進行診所內眼瞼腺擠壓或建議病人進行該操作。

(4) 抗炎治療：

- 眼用局部類固醇：考慮短期使用局部類固醇控制炎症和緩解中度至重度乾眼症症狀。

- 局部眼用 Cyclosporine：開立局部 Cyclosporine，一種免疫調節劑，用於長期管理慢性乾眼症。
- Lifitegrast：對其他治療方法反應不佳的病人，可以考慮 Lifitegrast，一種眼用淋巴細胞功能相關抗原 -1（LFA-1）拮抗劑（lymphocyte function-associated antigen-1 (LFA-1) antagonist）。

(5) 淚點堵塞（punctal plugs）：如果乾眼症症狀持續存在，考慮暫時或永久性淚點堵塞，以節省淚液和增強眼表溼潤度。

(6) 營養補充品：建議使用 Omega-3 脂肪酸補充品（如魚油），以調節炎症並改善淚液品質。

3. 追蹤和監測

(1) 安排定期追蹤訪問，評估治療效果，如有需要調整治療並解答任何疑問。

(2) 在每次訪問中，評估症狀、視力、淚液膜穩定性、角膜染色、眼瞼腺功能和其他相關指標。

(3) 教育病人乾眼症的慢性特性以及長期管理的重要性，以預防乾眼症加重。

上述乾眼症管理方案爲一般指南，應根據個體病人的需求和醫療專業人士的判斷，進行個人化調整。

但要爲病人提供持久的改善，還需要處理炎症的影響。局部類固醇，尤其是 Loteprednol，是抑制與乾眼症相關的眼表面炎症的最有效和具有成本效益的初步方法。

Loteprednol：這個被稱爲「奇蹟藥」現在有以下數種配方：

(1) 原始的 0.5% 懸浮劑

(2) 0.5% 軟膏 Alrex（0.2% 懸浮劑，Bausch + Lomb）
(3) Lotemax 0.5% 凝膠滴劑（Bausch + Lomb）
(4) Lotemax SM 0.38% 凝膠滴劑（Bausch + Lomb）
(5) Inveltys 1% 洛特普雷醇懸浮劑（Kala）

對於特別是乾眼症和眼表面疾病的治療，所有這些產品的功能表現相似。此外，除了原始的懸浮劑（享有多個適應症）和 Alrex（批准用於治療過敏性結膜炎的症狀和體徵）之外，所有其他產品均可用於手術後的護理。

環孢素（cyclosporine）：由於 Restasis（Allergan）的專利期限已到期，現在有幾種新的環孢素選擇，包括無防腐劑的 0.09% 眼用溶液（Cequa, Sun Pharmaceutical）和 Klarity-C（Imprimis），一種混合的眼用乳劑，其中含有 0.1% 環孢素和軟骨素硫酸鹽（chondroitin sulfate）。

Lifitegrast：這種抗炎藥物（Xiidra, Norvatis）有選擇性地針對白血球表面的某些蛋白質（LFA-1 和 ICAM-1），以干擾患有乾眼症的病人中 T 細胞的集合。

Perfluorohexyloctane = Meibo（美柏）是對「乾眼症」的全新獨特治療法，專門針對眼瞼腺，此藥在減輕乾眼症狀方面，顯示出統計和臨床上的顯著改善。「美柏」被認爲可以在眼表形成持久的抗蒸發屏障。劑量爲每日四次，至少治療 8 週，「美柏」不含水或防腐劑。

還有尚在研發中的治療乾眼症眼藥有【61】：

Tyrvaya（varenicline tartrate solution 0.03mg, Viatris）鼻腔噴霧劑

Eysuvis (loteprednol etabonate ophthalmic suspension 0.25%, Alcon)

Regener-Eyes (Regener-Eyes)

Reproxalap (Aldeyra Therapeutics)

CyclASol (Novaliq)

NOV03 (Bausch + Lomb)

TP-03 (lotilaner ophthalmic solution, Tarsus Pharmaceuticals)

三、Omega-3 脂肪酸 DREAM Study（dry eye assessment and management study）

多年來，大多數眼科醫師在乾眼症病人的綜合治療中，推薦 Omega-3 脂肪酸。然而，接著進行了 DREAM 研究，該研究發現除了橄欖油安慰劑組外，其他組別並未獲得顯著的益處，作者堅稱安慰劑組並沒有臨床顯著的活性。儘管如此，絕大多數的眼科醫師仍然支持在乾眼症治療方案中使用魚油或亞麻籽油，並且有很好的理由。

除了 DREAM 研究外，其他經過同行評審的文獻顯示，補充劑對於乾眼症具有正面效果。研究發現【62】，每天攝入一克長鏈 Omega-3 必需脂肪酸可以使乾眼症的風險降低 30%。最近的一項隨機、雙盲、安慰劑對照的臨床試驗發現，適量的 Omega-3 脂肪酸補充劑（每天約 1,000 毫克 EPA 和 500 毫克 DHA）可以降低乾眼症病人的淚液滲透壓，增加淚液穩定性。最後，該研究發現三個有趣的結果：(1) Omega-3 脂肪酸顯著改善了淚液穩定性；(2) 益處包括充血，發生在 30 至 60 天內；(3) 磷蝦油似乎比魚油稍微更有效。

2018 年的一篇文獻回顧，專門引用了兩項設計良好的研究，顯示 Omega-3 脂肪酸可以改善眼瞼玻璃膜腺機能障礙的主觀症狀和客觀體徵。在眼瞼玻璃膜腺機能障礙和乾眼症的管理中，這是一個相當重要的因素。

有了這樣的結果，難怪 DREAM 研究讓大家都感到困惑。最終，大部分的文獻都認爲此類補充劑有價值，所以還是應該繼續給乾眼症和病人使用。

四、神經滋養性角膜病變（neurotrophic keratopathy）

由於感覺神經供應對於維持上皮完整性非常重要，任何損害三叉神經對這些組織的神經供應的狀況或手術程序，都可能引起神經滋養性角膜病變。

導致上皮受損，最常見的情況是單純疱疹角膜炎（simplex keratitis）、疱疹帶狀皰疹（herpes zoster ophthalmicus），以及任何損害三叉神經眼部支神經的手術程序。

上皮會嘗試透過有絲分裂（mitotic division）重新填補這些上皮缺損，但由於複雜的神經化學妥協，非癒合的缺損有時會持續存在，可觀察到經典的邊緣捲起。請記住：細菌性潰瘍總是具有皮下（前部角膜基質）白色病變，但神經滋養性角膜病變僅涉及上皮。傳統上，一般使用無防腐劑的人工淚液和治療性軟性隱形眼鏡，並同時使用輕度抗生素。在 2018 年 8 月，一種名爲 Oxervate（cenegermin 0.002%, Dompé）的新藥獲得 FDA 批准[63]，用於幫助加強非癒合的上皮缺損的再上皮化，這與處理神經滋養性角膜病變相關。Oxervate 是一種含有精心配製和使用方法的人類神經生長因子溶液。每天六次，每兩小時一次，持續八週[64]。在臨床第 III 期研究中，70% 的病人在八週內完全癒合。

儘管這種令人驚奇的新藥非常受歡迎，但它可能仍然只是角膜專科醫師和前衛視光眼科醫師的工具。可能在一、兩年後，Oxervate 的臨床效用會有更好的理解，但令人鼓舞的是總算現在有一種藥物，可用於幫助治療這種具有挑戰性的角膜病理狀態的病人。

第三節　結膜鬆弛症

數十年來，上方位肢狀角結膜炎（superior limbic keratoconjunctivitis）和沙眼衣原體結膜炎（chlamydia conjunctivitis）一直被認爲是最常被忽視的前段眼部疾病。看來第三個臨床狀況也應該添加到這個列表中，即結膜鬆弛症（CCh, conjunctivochalasis）【65】。這種常見但常常被忽視的慢性臨床狀況，以鬆弛、冗餘、非水腫的結膜皺襞爲特徵，通常位於兩眼的下部結膜隆起處，覆蓋在下眼瞼邊緣上方。該病狀通常會引起刺激和不適，特別是常見於年長的病人之中（見下圖）。

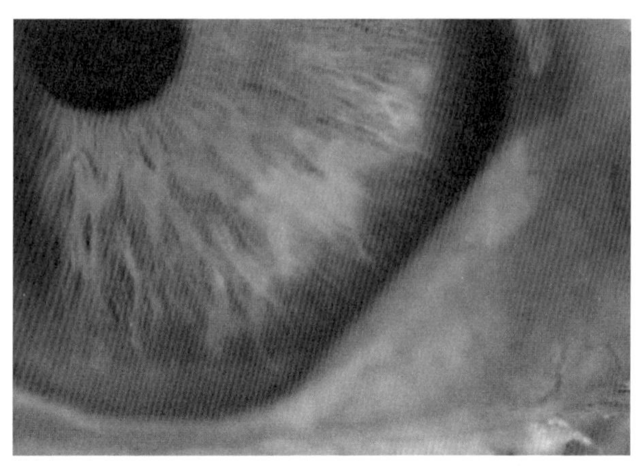

圖 5　結膜鬆弛：3-5 點鐘方位，多餘的結膜。

複雜的一系列性的變化導致了結膜鬆弛症（CCh），其中大部分始於正常的衰老過程。隨著年齡增長，病人的結膜下結締組織逐漸失落，使得球部結膜連接到鞏膜的附著力降低，進而導致結膜鬆弛。在眨眼時和眼部轉動期間，由於持續的機械摩擦，觸發了結膜上皮和血管內皮的炎症反應，這些反應透過基質金屬蛋白酶（metalloproteinases）分解細胞外基質（extracellular matrix），參與了結膜鬆弛症的發病機制。這又導致更多的結膜鬆弛，開始了結膜多餘、摩擦、炎症和細胞外基質降解的惡性循環。

還有進一步延遲的淚液排清，可能會加劇整個病理過程，並可能由於多餘的結膜皺襞阻塞排淚小孔（punctum）所致，形成另一個循環；該循環的特徵是多餘的延遲淚液排清，導致眼表炎症和更多基質金屬蛋白酶的生成，進而降解結膜基質和提諾囊膜（Tenon's capsule），引起結膜鬆弛症的進展。

風險因素包括年齡增長、亞洲血統和遠視。根據皺襞的數量和高度來判斷，病情的嚴重程度也隨年齡增長而增加。

至於結膜鬆弛症（CCh）的臨床表現，通常並無症狀，但也可能出現淚液不穩定、延遲的淚液排清、眼表炎症，以及在眨眼期間多餘結膜的機械壓迫相關的症狀。因此結膜鬆弛症常常與乾眼症和流淚症狀一起出現。事實上，結膜鬆弛症通常與乾眼症共存，並且引起乾眼症狀和不穩定的淚液膜。反過來說，乾眼症可能會誘發或加重結膜鬆弛症，因爲它增加了眼表的摩擦和炎症。一些病人可能會出現結膜下出血，通常發生在下方結膜，由於增加機械摩擦而引起。

鑑於這種表現，臨床醫師應該在任何病人（尤其是年長的病人）出現眼表刺激、乾眼症狀或淚液引流阻塞的症狀時，考慮到結膜鬆弛症，特別是如果病人對於適當的乾眼症治療（如 loteprednol 和脂質人工淚液）沒有反應。該疾病的診斷，因其非特異性症狀以及與其他眼表疾患（如乾眼症、眼瞼腺功能障礙、眼瞼鬆弛症候群和眼瞼炎）的共同存在而變得複雜。有一個診斷的秘訣是，在閱讀、使用電腦或劇烈眨眼期間，尤其是向下看時，可能會加重結膜鬆弛症狀。

此外，不要忘記可能存在再發性結膜下出血（subconjunctival hemorrhage），這可能是結膜鬆弛症的指標。此外，出現乾眼症和流淚症狀的病人可能同時患有結膜鬆弛症。臨床醫師可以使用裂隙燈檢查（會顯示隨著眨眼運動的多餘結膜褶皺）和活性染料染色來確認結膜鬆弛症的診斷。使用基於脂質的眼部潤滑劑進行局部醫學治療，在大多數情況下可能會成功，因爲它可以改善淚液膜功能、減少機械摩擦，並抑制眼表炎症。但是只有類固醇能夠抑制炎症。

除了眼部潤滑劑之外，還有兩類藥物被認爲能夠抑制結膜鬆弛症過程中的細胞外基質金屬蛋白酶：四環黴素類 tetracyclines 藥物（常用的是每天 50 毫克，爲期三到六個月）和類固醇 loteprednol 是主要選擇，因爲它具有更高的安全性。對於結膜鬆弛症，通常建議每天使用 loteprednol 四次，持續兩週，然後改爲每天兩次，再維持兩到四週。局部類固醇能夠使超過 80% 的病人主觀和客觀上獲得改善，並解決延遲的淚液排清問題。

如果醫學治療無法達到治療目標，結膜灼燒（conjunctival cauterization）可以幫助縮小多餘的球結膜和結膜囊組織。如果這種治療也無效，可以進行手術切除。

儘管結膜鬆弛症是引起眼表刺激的常見原因，但在臨床上常常被忽視。所以了解更多有關資訊之後，一定能促進臨床醫師對這類病人的照護。

第四節　突眼乾眼症

最近上市的處方眼藥 TEPEZZA【60】可以減少眼球突出和雙視。也能改善甲狀腺眼病（TED, thyroid eye disease）的乾眼症狀，如眼痛、紅腫和腫脹。

眼球突出或稱眼球凸出是甲狀腺毒症（Graves' disease）的常見症狀，此症是一種影響甲狀腺的自體免疫疾病。甲狀腺毒症引起的眼球突出，醫學治療通常涉及使用類固醇，如潑尼松（Prednisone），這可以幫助減少眼睛後面的炎症和腫脹。

在某些情況下，放射線治療也可以用於減小眼睛後面的肌肉和組織的大小。另一個治療選擇是眼眶減壓手術，這涉及從眼眶中切除一些骨頭，以創建更多的眼睛空間。

值得注意的是，甲狀腺毒症引起的眼球突出，其治療應由經驗豐富的內分泌學家和眼科醫師，以及其他必要的專科醫師進行管理。具體的治療方案將取決於眼球突出的嚴重程度，以及個體的整體健康狀況和病史。

第五節　過敏的處理

眼部過敏是眼科診所中最常見的疾病之一。據估計，美國約三分之一的人口受到過敏性疾病的影響，其中估計有 40% 至 80% 的病人出現眼部症狀。而儘管已經證明過敏性眼疾嚴重影響病人的生活質量，但令人費解的是，許多病人並未報告他們的眼部症狀。此外，根據美國過敏症、哮喘和免疫學學會的說法，過敏性眼疾通常被包括在過敏性鼻炎或鼻竇炎的診斷中。因此，鼻竇炎炎症通常得到診斷、治療和管理，而眼部過敏卻被忽略了。

因此，有個問題：是否眼科對這種疾病的診斷和治療效果有限？

過敏性結膜炎始於免疫系統在結膜上識別出空氣過敏原，作爲回應，免疫系統過度反應並產生稱爲免疫球蛋白 E（IgE, immunoglobulin E）的抗體，迅速結合到肥大細胞（mast cells）上，這樣會釋放出組織胺（histamine）等化學介質，開啓一系列的局部發炎反應（例如搔癢、紅腫、流淚），這個過程稱爲肥大細胞顆粒溶解作用（mast cell degranulation）。對過敏原的這種反應會產生局部的發癢和流淚，進而導致病人揉眼。不幸的是，在大多數情況下，這只會加速和惡化炎症過程。

過敏性眼疾是一種免疫介導的反應（IgE 抗體）和第 I 型超敏反應，可以分爲三個階段：致敏、早期反應、晚期反應。早期反應可能有輕微症狀，而晚期反應可能引起角膜炎、角膜緣滲出物（limbal infiltrates），以及潛在威脅視力的角膜盾性潰瘍（corneal shield ulcers）（例如春季角膜結膜炎，vernal kerato-conjunctivitis）。治療方法包括使用抗組織胺劑、肥大細胞穩定劑和／或類固醇。長期性過敏性結膜炎進展較緩慢，通常需要持續的護理，但治療選項與季節性變體基本相同。

搔癢是眼部過敏的明確特徵，所以需要問病人：「你的主要症狀是搔癢還是灼熱感？」通常他們的回答可以引導下一步的處理。如果病人表示搔癢是主要症狀，則可確認爲過敏性病因。如果病人無法確定哪種症狀最困擾他們，可以考慮使用酯類類固醇眼藥水（例如 Alrex，loteprednol etabonate 0.2%，或 Lotemax SM，loteprednol etabonate 0.38%），通常可以解決兩個症狀。每當病人被開具局部類固醇時，應在兩到四週的追蹤就診時測量眼壓。如果病人報告搔癢爲主要症狀，治療是針對下面討論的兩個途徑之一：

一、僅有症狀時

眼部過敏往往容易被忽視，因此要仔細評估眼瞼和結膜。如果前段顯示出過敏性結膜炎的最小或無明顯徵象（例如結膜水腫、結膜充血、眼瞼水腫和／或結膜乳頭），則以抗組織胺劑／肥大細胞穩定劑的複方治療，仍然是理想的臨床選擇。目前有七種藥物屬於這一類：

1. Alcaftadine（Lastacaft, Allergan）
2. Azelastine（Optivar，Meda Pharmaceuticals；有學名藥）
3. Bepotastine（Bepreve, Bausch + Lomb）
4. Epinastine（Elestat，Allergan；有學名藥）
5. Ketotifen（Zaditor，Alcon；Alaway，Bausch + Lomb；有多種學名藥。此眼藥水不需處方購買）
6. Olopatadine（Pazeo/Pataday/Patanol, Norvatis）和學名藥的 0.1% olopatadine
7. Cetirizine（Zerviate, Eyevance Pharmaceuticals）

其中，大多數藥物被美國藥物控管署（DEA, Drug Enforcement

Agency）分類爲歷史性的懷孕分類 C，除了 Lastacaft（分類 B）和 Zerviate，根據藥物處方資訊，後者「在孕婦中未進行充足或良好控制的研究」。儘管存在細微差異，所有抗組織胺亞型 1 受體阻斷劑（antihistamine subtype 1 receptor blockers）都能有效地抑制眼部搔癢。此外，所有藥物的初始劑量爲每日兩次，例外情況是 Pazeo、Pataday 和 Lastacaft 的劑量爲每日一次。在每日兩次，治療兩週後，考慮減少滴眼次數爲每日一次或需要時使用，以進行維持劑量。像任何治療一樣，一般總是希望使用，最低有效劑量。據臨床經驗，一旦炎症得到有效控制，就不需要太多的藥物干預來維持控制。然而，有些病人仍然需要在下午再使用第二種額外的眼藥水。當無法透過上述的非處方藥物來管理症狀時，5 毫升瓶裝的 Alrex 和 Bepreve 只需支付 10 美元的處方藥物費用（適用於大多數符合商業保險資格的病人），也可以在過敏季節透過 Bausch + Lomb Access 計畫，在 Walgreens 和其他參與的獨立藥房購買。同時，可以查詢 www.goodrx.com 以找到不同地區的最佳價格。

二、病徵與症狀並存時

在可能的情況下，眼部過敏治療應該是預防性的。對於每年都會出現相同的過敏併發症的病人，治療應在出現症狀性炎症之前就開始，以便盡力壓制病人的徵象和症狀，並持續足夠長的時間，以防止轉化爲慢性疾病。治療任何過敏性眼病的基礎仍然是相同的：及早鎮壓炎症，以幫助避免潛在的晚期併發症。對於出現過敏症狀和經典的眼前段檢查結果的病人，首選的治療選項是局部酯基類皮質類固醇，不需猶豫的使用 Alrex（loteprednol 0.2%, Bausch +

Lomb）或非標籤使用的 Lotemax SM（loteprednol 0.38%, Bausch + Lomb）。局部 Pred Forte 和 Mild（Allergan）和 Inflamase Forte 和 Mild（Novartis）也是其他選擇。

此外，基於酮的類固醇 FML 眼用懸液（氟甲酮 0.1%，Allergan 和通用名）也是一個可行的選擇，但相較於酯基類固醇，它有更高的增加眼壓的可能性（另外請注意：FML，儘管是通用名，但一旦應用了 Bausch + Lomb 的優惠券，通常比不同濃度的 loteprednol 還昂貴）。類固醇的滴眼頻率，應根據病人的病徵和症狀的嚴重程度來進行調整。通常，大多數病例的處方是連續兩天，每兩小時滴一次，然後每天四次，接著每天兩次，持續一週，以控制病情。一旦過敏性眼病的症狀得到控制，可考慮將病人轉換到抗組織胺劑 / 肥大細胞穩定劑，以進行持續的症狀調節。

第六節　人人有份的眼病

雖然過去被視爲「富貴病」，但過敏性結膜炎現在已在世界許多地方被明確認知，並且在經歷持續成長和都市化發展的國家中普遍存在。醫師們應該記住，雖然過敏性眼病並不危及生命，但會產生持續的不適症狀，因而對病人的生產力和生活品質產生負面影響。同時也要記住，過敏是炎症的一種表現形式。除了上述的治療策略外，不要忘記與病人討論緩解症狀的選項，例如每天對發炎的眼部進行冷敷。建議病人將過敏眼藥水放在冰箱中，直到滴眼時再取出，這樣可以提供額外的緩解效果。

處理眼睛過敏的藥物

品牌藥名	學名藥名	製造商	小兒使用歲數	藥瓶含量	投藥率
緊急用藥物					
Acular LS	ketorolac tromethamine 0.4%	Allergan 及學名藥	3 yrs 歲（下同）	5ml, 10ml	QID
Alaway (OTC)	ketotifen fumarate 0.035%	Bausch + Lomb	3 yrs	10ml	BID
Alrex	loteprednol etabonate 0.2%	Bausch + Lomb	12 yrs	5ml, 10ml	QID
Bepreve	bepotastine besilate 1.5%	Bausch + Lomb	2 yrs	5ml, 10ml	BID
Elestat	epinastine HCl 0.05%	Allergan 及學名藥	3 yrs	5ml	BID
Emadine	emedastine difumarate 0.05%	Novartis 及學名藥	3 yrs	5ml	QID
Lastacaft	alcaftadine 0.25%	Allergan 及學名藥	2 yrs	3ml	QD
Optivar	azelastine hydrochloride 0.05%	Meda 及學名藥	3 yrs	6ml	BID
Pataday	olopatadine hydrochloride 0.2%	Novartis	3 yrs	2.5ml	QD
Patanol	olopatadine hydrochloride 0.1%	Novartis 及學名藥	3 yrs	5ml	BID
Pazeo	olopatadine hydrochloride 0.7%	Novartis	2 yrs	2.5ml	QD
Zaditor (OTC)	ketotifen fumarate 0.035%	Novartis 及學名藥	3 yrs	5ml	BID
Zerviate	cetirizine 0.24%	Eyevance Pharmaceuticals	2 yrs	5ml, 10ml	BID
長期用藥物					
Alocril	nedocromil sodium 2%	Allergan 及學名藥	3 yrs	5ml	BID
Alomide	lodoxamide tromethamine 0.1%	Alcon	2 yrs	10ml	QID
Crolom	cromolyn sodium 4%	Bausch + Lomb 及學名藥	4 yrs	10ml	QID

過敏性結膜炎分類

1. 急性過敏性結膜炎（acute allergic conjunctivitis）：包括季節性過敏性結膜炎（過敏原包括：艾蒿花粉、樹木花粉、草類等）和長期性過敏性結膜炎（過敏原包括：動物皮屑、食物、黴菌等）。
2. 巨大乳頭結膜炎（GPC, giant papillary conjunctivitis）：與眞正的過敏反應相比，更多是機械性的反應。
3. 熱性角結膜炎（VKC, vernal keratoconjunctivitis）：涉及 I 型和 IV 型超敏反應，表現爲嚴重的瘙癢，症狀在春季加劇。

第7章 研發中的治療模式

第一節　概論

基因療法[66]和革命性的基因編輯技術 CRISPR-Cas9（clustered regularly interspaced short palindromic repeats and CRISPR-associated protein 9）[67]具有治療包括眼部疾病在內的各種遺傳性疾病的潛力。近年來，使用 CRISPR-Cas9 針對導致眼部疾病的遺傳突變，進行靶向修復和矯正已經取得了顯著進展。儘管基因療法或基因編輯的可行性和成功性取決於多種因素，包括具體的疾病和研究階段，以及甚爲重要的影響到普及度的高價費用，但已經有一些例子，利用這些方法對修復或修改進行靶向的基因：

1. Cystic Fibrosis Transmembrane Conductance Regulator（CFTR）：已經研究過，將基因療法和基因編輯應用於囊性纖維化的潛在治療方法，該疾病由 CFTR 基因突變引起。這些方法旨在引入功能性的 CFTR 基因拷貝或校正基因內的特定突變，以恢復正確的蛋白質功能。
2. 因子 IX（Factor IX）：血友病（hemophilia）是一種出血性疾病，由因子 IX 基因突變引起。已經使用基因療法將功能性的因子 IX 基因傳遞給患者，使其能夠產生缺失的凝血因子。
3. LDL 受體（low-density lipoprotein receptor）：家族性高膽固醇血症（Familial hypercholesterolemia）是一種遺傳性疾病，其特

徵是高膽固醇，可能由於 LDL 受體基因突變引起。已經開發了基因療法，將功能性的 LDL 受體基因引入患者的細胞中，改善膽固醇代謝。

4. RPE65：Leber congenital amaurosis（LCA，Leber 先天性色素性視網膜病變）是一種視網膜疾病，可能由 RPE65 基因突變引起。基因療法已經成功地將功能性的 RPE65 基因傳遞到視網膜中，改善部分 LCA 患者的視力。
5. Dystrophin 缺失：杜氏肌萎縮症（Duchenne muscular dystrophy, DMD）是由 DMD 基因突變引起的疾病，導致肌鈣蛋白 dystrophin 的缺失。已經有人研究了各種基因療法和基因編輯策略，以恢復或繞過有缺陷的 DMD 基因，旨在肌肉細胞中產生功能性的肌鈣蛋白。

這只是一些例子，持續的研究會不斷探索基因療法和基因編輯，在治療各種遺傳性疾病中的潛力。需要注意的是，這些技術的臨床應用各不相同，每個案例都需要仔細評估和考慮安全性、療效和醫療倫理的影響。

幹細胞療法也是另一種潛力極大的治療方法，可用於治療各種疾病，包括上述遺傳性疾病在內。幹細胞具有在身體中分化爲不同細胞類型的獨特能力，可以用於替換或修復受損組織或器官。雖然幹細胞療法仍處於積極的研究和開發領域，但在某些疾病中已經顯示出潛力，包括前面提到的一些疾病。以下是一些例子：

1. 囊性纖維化（CF, cystic fibrosis）：正在探索使用肺或呼吸上皮幹細胞進行幹細胞療法，作爲囊性纖維化的潛在治療方法。目標是將健康的幹細胞移植到肺部，讓它們分化爲功能性的肺細胞，可能改善呼吸功能。

2. 血友病（hemophilia）：正在研究使用幹細胞爲基礎的治療方法，例如造血幹細胞移植，治療血友病。透過移植能夠產生缺失凝血因子的健康幹細胞，有可能恢復血友病患者正常的凝血功能。
3. 視網膜疾病：正在探索使用視網膜前驅細胞或誘導性多能幹細胞（iPSCs）等基於幹細胞的方法，治療像 Leber 先天性色素性視網膜病變（LCA, Leber congenital amaurosis）這樣的視網膜疾病。這些幹細胞可以分化爲視網膜細胞，移植到視網膜中，旨在恢復視覺功能。
4. 肌萎縮症（muscular dystrophy）：正在研究使用肌前體細胞（muscle precursor cells）或 iPSCs 等幹細胞療法，治療肌萎縮症，如杜氏肌萎縮症（DMD, Duchenne muscular dystrophy）。目標是移植能夠分化爲肌肉細胞的健康幹細胞，潛在地取代受損的肌肉組織，改善肌肉功能。

iPSCs 是誘導性多能幹細胞（induced pluripotent stem cells）的縮寫詞。在幹細胞療法中，iPSCs 是一種幹細胞類型，透過將成體細胞（如皮膚細胞或血液細胞）重新編程回多能性狀態而生成。多能性幹細胞具有分化爲人體任何細胞類型的能力。

生成 iPSCs 的過程，涉及將特定轉錄因子引入成體細胞中，這樣可以重新編程它們的基因表達，將其重置爲類似胚胎狀態。這種重新編程，使細胞恢復了其多能性特性，類似於胚胎幹細胞。iPSCs 與胚胎幹細胞具有相似的特徵，包括自我更新和分化爲各種細胞類型的能力。

iPSCs 在再生醫學和幹細胞療法中具有巨大的潛力，因爲它們可以直接從患者自身的細胞中獲得，避免了使用胚胎幹細胞所帶來的倫理問題。透過使用 iPSCs 可以生成特定患者的幹細胞，進一步分化爲所需的細胞類型，進行移植或藥物測試。這種個性化的方法具有降低移植衍生細胞被患者排斥風險的優點。

iPSCs 已經在各種疾病的預臨床和臨床研究中，進行了廣泛研究和應用，包括遺傳性疾病、神經退行性疾病、心血管疾病等等。然而，需要注意的是，iPSCs 爲基礎的療法仍處於早期開發階段，在廣泛應用於臨床前，還需要進一步研究解決與安全性、療效和長期效應相關的挑戰。

另外，儘管幹細胞療法具有潛力，但也面臨著挑戰和考慮因素，包括與免疫反應相關的問題、所使用的幹細胞來源和類型，以及確保其在目標組織中的安全和有效整合。需要進一步的研究和臨床試驗，來確定特定遺傳性疾病的幹細胞療法的安全性、療效和長期結果。

目前正在加緊進行修補的基因缺陷研究包括：

1. Rhodopsin（RHO）：部分研究正在評估利用基因療法或基因編輯，修復 RHO 基因突變的可行性。這可能包括引入正常的 RHO 基因拷貝或校正特定突變，以恢復桿狀光感受器細胞的功能。
2. RPE65：RPE65 基因突變與 Leber 先天性色素性視網膜病變（LCA）有關。已經進行了針對 RPE65 基因的基因療法，其中正常的 RPE65 基因被傳遞到視網膜中，以改善部分 LCA 患者的視力。

值得注意的是，基因修補技術仍然處於發展和研究階段，而且每個基因缺陷的可行性和成功，可能會因多個因素而有所不同，包括基因的特性、治療方法的安全性和效果等。因此，在進行基因修補或編輯治療時，需要進一步的研究和臨床試驗，以確定其在特定基因缺陷和相應疾病中的應用前景和效果。

第二節　眼疾病治療

一、基因治療[68]

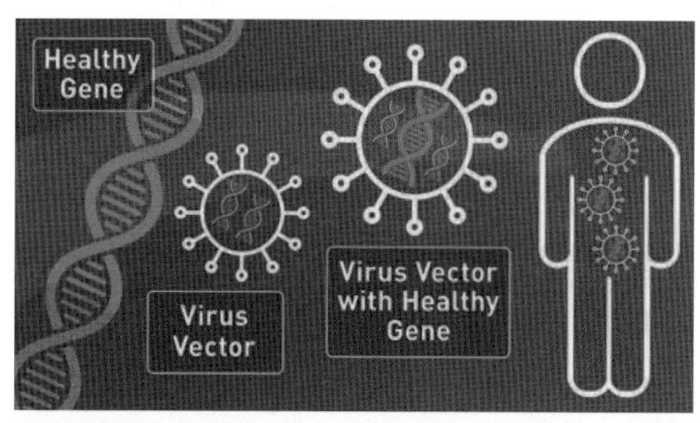

圖 6　基因治療是將含有新基因的「載體 vector」植入人體，引發正常作用。載體是基因工程設計的，用於傳遞治療疾病所需的基因，是改造的無毒性的病毒。

圖片來源（公共領域）：美國 FDA[68]。

眼科疾病的基因治療是一個快速發展的領域，近年來取得了有希望的成果。多項臨床試驗已經證明了基因治療對於遺傳性視網膜疾病（如 Leber 先天性視網膜失養和色素性視網膜炎，Leber congenital amaurosis (LCA) and retinitis pigmentosa (RP) 的安全性和有效性。

眼科基因治療最常見的方法是使用腺病毒輔助的載體（AAV 載體，adeno-associated virus），將突變基因的功能性複製體，傳遞到受影響的細胞中。在多項臨床試驗中，這種方法已經顯示出明顯的視力功能改善。

除了遺傳性視網膜疾病外，基因治療還被探索作爲其他眼科疾病（如年齡相關性黃斑部病變 AMD 和青光眼）的潛在治療方法。

然而，在基因治療成爲眼科疾病的主流治療方法之前，還需要解決一些挑戰；這些挑戰包括開發更有效和特定的基因傳遞方法，確保治療的安全性，以及解決基因治療相對於其他治療方法的成本效益問題。

總的來說，儘管眼科疾病的基因治療仍處於早期階段，但它具有極大的潛力，可以改善不同眼科疾病病人的治療選擇和療效。

二、幹細胞治療

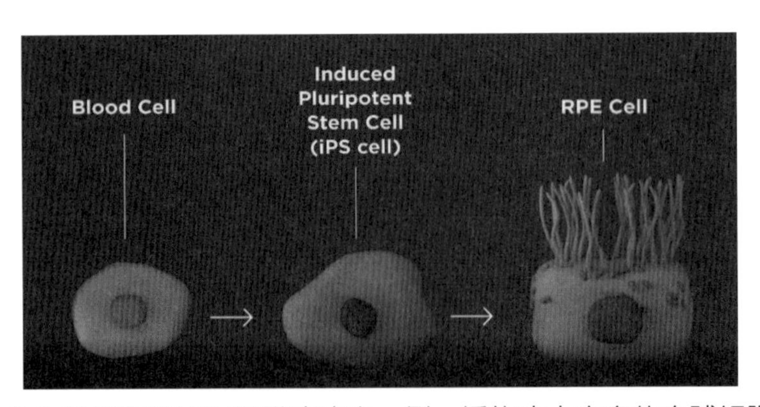

圖 7　此為幹細胞治療視網膜疾病之一例，採集病人自身的血球細胞，在實驗室中將其轉化為可成為身體任何類型細胞的 iPS 細胞。然後，將這些 iPS 細胞編程成視網膜色素上皮細胞（RPE cell），這種細胞在年齡相關性黃斑部病變的地理性萎縮形式中會提早死亡。

圖片來源（公共領域）【69】

眼科疾病的幹細胞治療是一個活躍的研究領域，在近年來已經取得了有希望的成果。多項臨床試驗已經研究了幹細胞對於不同眼科疾病（如年齡相關性黃斑部病變 AMD、色素性視網膜炎 RP 和角膜疾病）的治療潛力。

最具潛力的眼科幹細胞治療應用之一是使用從人類胚胎幹細胞（hESCs）或誘導性多能幹細胞（iPSCs, human embryonic stem cells (hESCs) or induced pluripotent stem cells）分化出的視網膜色素上皮（RPE, retinal pigment epithelium）細胞來替換年齡相關性黃斑部病變和色素性視網膜炎損壞或失能的 RPE 細胞。早期臨床試驗已經證實這種方法是安全和有效的，可以使這些病人恢復視力功能。

此外，幹細胞還被探索作為角膜疾病（如角膜內皮異常和角膜幹細胞缺乏）的潛在治療方法。研究表明，幹細胞分化的角膜細胞移植，可以改善這些病人的視力功能和恢復角膜透明度。

然而，在幹細胞治療能夠成為眼科疾病主流治療方法之前，仍然需要解決一些難題；這些難題包括開發更有效和成本效益的幹細胞生產和傳遞方法，確保治療的安全和有效性，以及解決使用胚胎幹細胞時的道德問題。

總的來說，儘管眼科疾病的幹細胞治療仍處於早期階段，但它具有極大的潛力，可以改善不同眼科疾病病人的治療選擇和療效。

三、CRISPR-Cas9 治療[70]

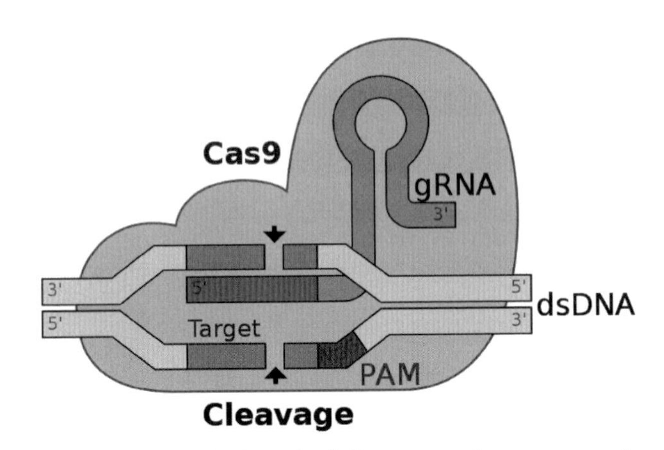

圖 8 Cas9 指一 nuclease 與人工合成的 gRNA（guide RNA）一起作業，gRNA 會尋找並與 dsDNA（double-stranded DNA）中的目標 DNA 結合，PAM（Protospacer Adjacent Motif）序列也是 CRISPR-Cas9 基因編輯系統中的重要組成部分。它是一個 Cas9 認得的短 DNA 序列，Cas9 會在其 5' 上流位置切割目標 DNA（即上圖的 cleavage），其後細胞會自動修正成正常 DNA，或依基因編輯的目的，增加有用的 DNA，或去除無用的 DNA。

圖片來源（公共領域）：Marius Walter 提供—File:GRNA-Cas9.png, CC BY-SA 4.0, https://commons.wikimedia.org/w/index.php?curid=103390868

幾項臨床研究表明 CRISPR-Cas9 在治療各種眼部疾病方面具有良好的療效，包括色素性視網膜、勒伯先天性失明（Leber congenital amaurosis）和老年性黃斑變性等。在這些研究中，CRISPR-Cas9 被用來編輯視網膜中受影響的細胞的 DNA，矯正導致這些疾病的遺傳突變：

1. 先天性視網膜萎縮症（LCA）：2017 年科學家利用 CRISPR-Cas9 技術，修正導致 LCA 的基因突變，這是一種罕見的遺傳性視網膜疾病，會導致兒童失明。治療過程中，將攜帶 CRISPR-Cas9 基因編輯工具的無害病毒，注射到病人的視網膜中，使工具能夠切除有缺陷的基因，並替換爲正常的基因。雖然試驗範圍僅限於三位病人，但顯示了對於改善病人視力的潛力。

2. 色素性視網膜炎（RP）：2021 年，一個研究團隊使用 CRISPR-Cas9 技術編輯導正 RP 的基因，該疾病是一種導致視力喪失和失明的進行性疾病。該團隊使用了一種稱爲基因底物編輯的技術，精確修正受影響細胞中的一個 DNA 鹼基，這恢復了蛋白質的功能並阻止了疾病的進展。該治療在小鼠實驗中進行了測試，結果顯示視力有所改善。
3. 年齡相關性黃斑部病變（AMD）：2020 年，研究人員使用 CRISPR-Cas9 技術編輯與 AMD 相關的基因，這是老年人視力喪失的常見原因。該團隊使用了一種稱爲表觀基因組編輯的技術，改變基因的表達方式，而不是修改 DNA 序列本身。該治療在 AMD 的小鼠實驗中進行了測試，顯示出阻止疾病進展有希望的結果。

除了治療遺傳突變外，CRISPR-Cas9 還被探索作爲一種潛在的治療眼部病毒感染的方法，如單純疱疹病毒（herpes simplex virus）和腺病毒（adenovirus）。在這些研究中，CRISPR-Cas9 被用來靶向和停擺（disable）病毒 DNA，防止病毒複製而對眼部造成損傷。

雖然在眼部疾病治療中，使用 CRISPR-Cas9 仍處於早期發展階段，但它爲眼部基因治療的未來提供了巨大的希望。然而，仍然存在重要的挑戰，包括非靶向效應和意外突變的可能性。需要進一步研究，以優化CRISPR-Cas9在眼部基因治療中的安全性和療效。

四、數種眼病的基因缺陷

由於傳統約定俗成以及國際學界交流的必要，基因名均以英文符號代表，每一個基因在染色體上都有特定的位置，例如 GUCY2D 基因位於染色體 17 的短臂（p）的 13.1 位置，通常以「17p13.1」的格式表示，其中「17」代表染色體編號，「p」表示短臂，「13.1」則指定了基因位於短臂的具體區域（region）或條帶（band）。而 RPE65 基因位於染色體 1 的長臂（q）的 31.2 位置，通常以「1q31.2」的格式表示，其中「1」代表染色體編號，「q」表示長臂，「31.2」則指定了基因位於長臂的具體區域或條帶。

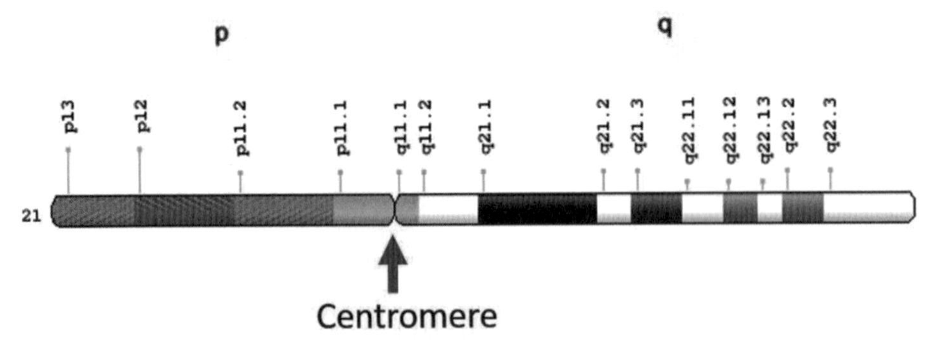

圖 9　顯示第 21 染色體的長（q）短（p）臂，以及從著絲粒（centromere）算起的條帶（band）碼。

圖片來源（公共領域）：https://ghr.nlm.nih.gov/chromosome/21#idiogram

Leber 先天性失明症（LCA）是一種罕見的遺傳性疾病，主要影響視網膜，導致新生兒或出生後幾個月內嚴重視力受損或失明。LCA 是一種遺傳異質性疾病，這意味著多個基因可能與其發生有關，已識別出多個基因突變與 LCA 的發生有關。以下是與 LCA 常見相關的一些基因：

1. GUCY2D：GUCY2D 基因突變是 LCA 最常見的原因之一。該基因提供了生產鸚鵡烷酸環化酶 1（GC1）的指示，此酶在視網膜中的光感受器細胞的正常功能中起關鍵作用。
2. RPE65：RPE65 基因突變是 LCA 的另一個重要原因。RPE65 基因提供了生產視網膜色素再生中，至關重要的一種蛋白質的指令，此蛋白質使得視網膜中的視覺色素能夠再生。
3. CRB1：CRB1 基因突變也可能導致 LCA。CRB1 基因編碼是一種叫做碎片同源蛋白 1 的蛋白質，該蛋白質在維持光感受器細胞的結構和功能方面起作用。
4. CRX：CRX 基因突變也可能引起 LCA。CRX 基因提供了生產錐體和桿狀光感受器細胞的發育和維持，所必需的一種叫做圓錐桿狀蛋白的蛋白質的指令。
5. AIPL1：AIPL1 基因突變可能導致 LCA。AIPL1 基因編碼是一種叫做類芳烴受體相互作用蛋白 1 的蛋白質，該蛋白質在調節和穩定參與視覺色素再生的另一種蛋白質中起作用。

這些只是與 LCA 相關的幾個基因示例。其他基因，包括 CEP290、RPGRIP1、RDH12 等等，也與 LCA 有關。具體的基因缺陷和視力受損的嚴重程度，可能因所涉及的基因和基因突變而異，通常會進行基因測試來確定導致個體 LCA 的具體基因突變。

視網膜色素變性症（RP）是一組遺傳性視網膜疾病，主要影響視網膜中的光敏感細胞，即感光細胞。RP 在遺傳上具有異質性，意味著它可以由不同基因的突變引起。以下是與視網膜色素變性症常見的遺傳缺陷：

1. Rhodopsin（RHO）：RHO 基因突變是常見的常染色體顯性 RP 的原因之一。RHO 基因提供了生產視紫紅素蛋白的指令，該蛋白對於暗光條件下的桿狀光感受器細胞功能至關重要。

2. RPGR：RPGR 基因突變是 X 連鎖 RP 的常見原因。RPGR 基因提供了生產與光感受器細胞結構和功能有關的蛋白質的指令。
3. RPE65：RPE65 基因突變可以導致常染色體隱性 RP。RPE65 基因編碼一種參與視網膜細胞中視覺循環的蛋白質，該循環負責再生光感受器細胞中的視覺色素。
4. USH2A：USH2A 基因突變與 RP 和亞舒爾綜合症（Usher syndrome）有關，亞舒爾綜合症同時表現為聽力喪失和視力喪失。USH2A 基因產生一種參與視網膜細胞發育和維持的蛋白質。
5. CEP290：CEP290 基因突變是常染色體隱性 RP 的常見原因。CEP290 基因編碼一種參與纖毛功能和結構的蛋白質，纖毛在光感受器細胞的正常功能中起作用。
6. PRPF 基因：PRPF 基因突變包括 PRPF31、PRPF8、PRPF3 和 PRPF6 等，編碼前 mRNA 處理因子（PRPF）的基因，可以導致常染色體顯性 RP。這些基因參與 RNA 分子的處理，這對於細胞中正確的蛋白質產生是必要的。

這些只是與視網膜色素變性症相關的遺傳缺陷的幾個例子。已經確定超過 100 個基因與此疾病有關，具體的遺傳缺陷可能因人而異。基因檢測可以幫助患者確定引起 RP 的具體基因突變，這有助於了解疾病的進展情況和潛在的治療選擇。

年齡相關性黃斑部病變（AMD）是一種受到遺傳和環境因素影響的複雜疾病。已經發現了一些與增加罹患 AMD 風險有關的遺傳變異。以下是與 AMD 相關的常見遺傳缺陷或變異：

1. 補體因子 H（CFH）基因：CFH 基因的變異與罹患 AMD 的風險增加密切相關。CFH 參與視網膜內的免疫反應和炎症調節。

2. ARMS2/HTRA1 基因：ARMS2（年齡相關黃斑部病變易感性 2）和 HTRA1（高溫需求 A1）基因的變異與 AMD 風險增加有關。這些基因在 AMD 發展中的確切角色仍在研究中。
3. 補體因子 3（C3）基因：C3 基因的變異，該基因是補體系統中的另一個組分，與 AMD 風險增加有關。
4. CETP 和 LIPC 基因：CETP（膽固醇酯轉移蛋白）和 LIPC（肝臟脂肪酶）基因的變異，這些基因參與脂質代謝，與 AMD 風險有關。
5. VEGFA 基因：VEGFA（血管內皮生長因子 A）基因的變異，該基因在血管形成中起作用，已與 AMD 易感性相關。
6. ABCA4 基因：ABCA4 基因的變異，該基因參與視網膜廢棄物的運輸，已與 AMD 風險增加有關，特別是在特定亞型稱爲地理性萎縮的個體中。

需要注意的是，雖然這些遺傳變異與增加罹患 AMD 的風險有關，但並不意味著一定會發展爲疾病。AMD 是一種多因素的疾病，年齡、抽菸、飲食和環境因素等其他因素，也對其發展和進展起作用。

第8章 處方箋的寫法

第一節 品牌名（brand name）vs 學名／仿製（generic）藥

根據美國聯邦食品藥品監督管理局（FDA）的說法，學名、通用名（或仿製）藥與品牌藥物並無差異，兩者皆需遵守同樣嚴格的檢驗程序：也就是說，通用名藥必須在劑量、安全性、療效、效力、穩定性和品質上，與品牌藥物完全相同，使用方式也一致，兩者也有同樣的風險和益處【71】。

學名藥通常比品牌藥物便宜，因爲在開發和行銷上，它們不需要承擔同樣的研發成本。以下是一些品牌藥物及其對應的仿製學名藥的例子：

1. 品牌藥物：Lipitor（用於降低膽固醇），學名藥：Atorvastatin。
2. 品牌藥物：Advil（用於緩解疼痛），學名藥：Ibuprofen。
3. 品牌藥物：Zoloft（用於治療憂鬱症和焦慮症），學名藥：Sertraline。
4. 品牌藥物：Nexium（用於治療酸逆流），學名藥：Esomeprazole。
5. 品牌藥物：Plavix（用於預防血栓），學名藥：Clopidogrel。

總體來說，當按照指示使用時，品牌藥物和學名藥在療效和安全性方面可以同樣有效。

但是有些時候百密一疏，會發生安全事件：2023年2月27日，尼日利亞食品和藥品監督管理局（NAFDAC）通知社會大眾，世界衛生組織（WHO）對印度納維木巴伊（Navi Mumbai）的 Galentic Pharma（India）私人有限公司生產的鹽酸四環素眼膏 USP 1% 的部分批次，提出了各種品質問題的警報。受影響的批次仍在有效保質期內[72]。

而且根據醫師本人的臨床經驗或已發表的臨床實驗證明，如果認爲有些品牌藥療效比較可靠的情況下，醫師可以在處方單上註明「不可替代」（no substitutions）或「按處方調劑」（Dispense As Written），以告知藥師，醫師不希望對他／她所開的處方藥進行替換。這樣可以確保醫師所開具的確切藥物，而不是換成可能有不同效果或風險的廉價替代品。當然不可替代的指示方式，可能因國家或地區而異，因此需要遵循當地的處方藥物指南和規定。例如臺灣健保制度偏向付給仿製藥物，病人因此可能需要自付名牌藥物。

非處方的仿製眼藥，簡單如人工淚液，最近也出了岔子[73]，而且其危險度之高，令人驚訝。

2023 年 2 月 3 日，美國疾病控制與預防中心（CDC）與食品和藥物管理局（FDA）以及數州和地方衛生部門合作調查一種廣泛抗藥性僞單胞菌（Pseudomonas aruginosa）的爆發事件。這種菌株名爲嗜碳水化合物酶抗藥性僞單胞菌（CRPA, Carbohydrophilus-resistant Pseudomonas aruginosa），帶有維羅納整合子介導的金屬 -β- 內酰胺酶和圭亞那廣譜 -β- 內酰胺酶（VIM-GES-CRPA, Verona integron-mediated metallo-β-lactamase and Guiana extended-spectrum-β-lactamase），在此次發生之前，美國從未報告過。這次爆發與多種感染有關，包括眼部感染。到目前爲止，調查已經確定，使用人工淚液是許多病人的共同經歷，故 CDC 和 FDA 建議醫師和病人在得到更多指令之前，停止使用 EzriCare 或 Delsam Pharma 的人工淚液產品。

美國 FDA 也迅速宣布，印度欽奈的 Global Pharma Healthcare 製造的人工淚液（EzriCare 和 Delsam Pharma）已經自願召回，這些產品在沃爾瑪和亞馬遜等大型零售商廣泛銷售，原因是發生了抗藥性嗜碳水化合物酶僞單胞菌汙染事件。在發布通知時，已經有 55 個感染個案，其中 5 人失明，1 人因血液感染死亡。這些感染發生在美國 12 個州，死亡事件發生在華盛頓州。FDA 對 Global Pharma Healthcare 製造的所有產品實施了進口警報／停用措施，原因是該公司「對記錄請求提供了不充分的回應，並未遵守當前良好製造實踐（CGMP）要求。」CGMP 違規，包括缺乏適當的微生物測試、配方問題，以及在印度 Thiruporur 的製造設施中，找不到防篡改包裝的控制。

截至 3 月 21 日，美國疾病控制與預防中心（CDC）已在 16 個州確認了 68 例罕見、對藥物有抵抗力的假單胞菌感染，這種感染在美國以前從未記錄過。CDC 表示，大多數病人報告使用人工淚液，而 EzriCare 人工淚液是最常見的品牌。到了 5 月 15 日，CDC 報告在 18 個州共有 81 名病人感染了假單胞菌。在這些感染者中，有 14 人視力喪失，4 人進行了眼球切除手術，另外還有 4 人不治身亡。

加拿大製藥廠 Apotex 在 3 月回收這兩種處方眼藥，因爲部分包裝瓶蓋有裂縫，可能出廠時，即已遭汙染。

那麼我們從中學到了什麼呢？如果你發現自己正在困惑的處理一個不易治癒的感染病例，而病人說他們只使用了人工淚液，那就需要更深入地了解他們從哪裡購買、品牌、是否無防腐劑、買了多久等詳細訊息。無防腐劑的藥物和人工淚液已經安全使用多年，是乾眼症管理的核心，它們本身不是問題所在。不幸的是，整個情況成爲了一個警示案例，強調了推薦經過驗證的名牌藥物的重要性，而不是讓病人購買可能有害的廉價仿製品。

可是屋漏偏逢連夜雨，不止在美國境外的眼藥工廠，現在連美國本身名牌連鎖藥房的成品也出了問題。2023 年 10 月 31 日的紐約時報報導說：聯邦食品暨藥物管理局（FDA）官員表示，因爲工廠的衛生條件未達水準，CVS Health、Rite Aid、Walmart 等藥房部門銷售的 26 種眼藥水、眼藥膏有感染之虞，可能導致視力衰退，甚至眼盲，呼籲消費者勿再使用，廠商也已經主動下架及回收了【74】。

第二節　常用的口服處方縮寫

1. QID：Once a day 每天一次
2. BID：Twice a day 每天兩次
3. TID：Three times a day 每天三次
4. QID：Four times a day 每天四次
5. PRN：As needed 依照需要
6. HS：At bedtime 睡前
7. AC：Before meals 餐前
8. PC：After meals 餐後
9. PO：By mouth 口服
10. IV：Intravenous 靜脈注射

11. IM：Intramuscular 肌內注射
12. SC：Subcutaneous 皮下注射
13. SL：Sublingual 舌下
14. PR：Rectally 肛內
15. Top：Topically 局部
16. Cap：Capsule 囊劑
17. Tab：Tablet 片劑
18. Inj：Injection 注射劑
19. Soln：Solution 溶液
20. Susp：Suspension 懸浮液

第三節　處方形式

處方是醫師給藥師的指令，一般含有：

1. 標題：處方醫師姓名、地址和聯繫方式。
2. 病人姓名（和地址）。
3. 處方開具日期。
4. 藥品名稱、劑量和劑型（如藥水 soln 或藥膏 ung）。
5. 用藥說明（Sig，Signature 的縮寫），包括使用頻率和使用時間長短。
6. 特別說明或警告，如避免使用隱形眼鏡，或使用藥物後禁止駕車等。
7. 如有，醫師授權的換藥次數。
8. 處方醫師簽名。

具體格式可能因特定藥品及處方國家或地區的要求而有所不同。病人需要認眞遵守用藥說明，並在使用藥物時，如有任何疑問或關注事項，應向醫師或藥師諮詢。

以下一例爲口服（po, by mouth）的 Doxycycline 200mg 藥片（tab），每天服用 2 次，共 14 天。

Doctor's Name

ADDRESS
PHONE NUMBER

FOR ______ DATE ______

ADDRESS ______ AGE ______

Name of drug: Doxycycline

Amount of drug: 200mg

Sig: i tab po bid x 14d

Refills ______ Dr. ______

Registration Number ______

Interchange is mandated unless the practitioner writes the words "No Substitution" in this space

圖 10 口服藥處方例

其中，Registration Number 是美國的醫師在藥物控管署（DEA, Drug Enforcement Agency）或各州公共衛生署登記的開藥執照號碼。可以開的藥是分類 Schedule II-V（藍色藥名爲例子），下圖來自 DEA 公共領域。

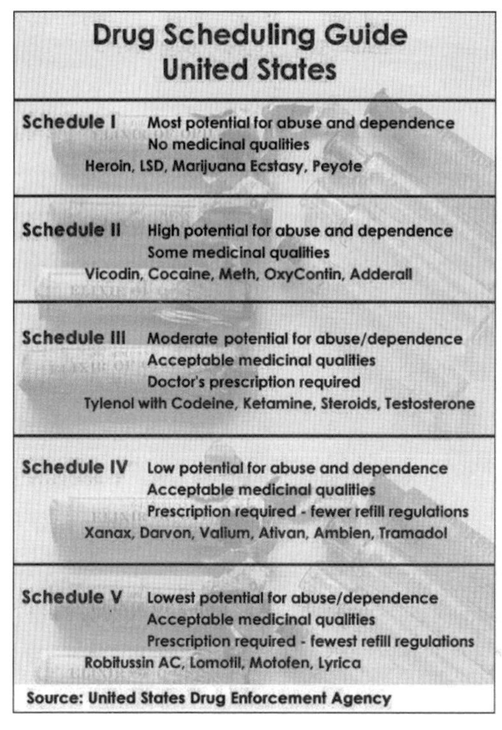

圖 11　美國藥物管理局（DEA）的藥物分類

第四節　常用眼藥處方縮寫

1. OD：Right eye（oculus dexter）右眼
2. OS：Left eye（oculus sinister）左眼
3. OU：Both eyes（oculus uterque）雙眼
4. gtts：Drops（guttae）滴劑
5. ung：Ointment（unguentum）藥膏
6. soln：Solution 溶液

7. susp：Suspension 懸浮液

8. ung nocte：Apply at night 晚間使用

9. qid：Four times a day 每天四次

10.tid：Three times a day 每天三次

11.bid：Twice a day 每天兩次

12.qd：Once a day 每天一次

13.prn：As needed（pro re nata）依照需要

14.hs：At bedtime（hora somni）睡前

15.ou qd：Both eyes once a day 雙眼每天一次

16.od qd：Right eye once a day 右眼每天一次

17.os qd：Left eye once a day 左眼每天一次

18.OU bid：Both eyes twice a day 雙眼每天兩次

19.OD qid：Right eye four times a day 右眼每天四次

20.OS tid：Left eye three times a day 左眼每天三次

下圖爲 Ciloxan 0.3% 5ml 溶液，右眼點用，每次 1 滴（此例的 1 的寫法是 T 上方加一個點），每 2 小時一次，共 3 天，然後每天 4 次，共 5 日，用完之後可以再領藥一次。

Doctor's Name

ADDRESS
PHONE NUMBER

FOR______________________ DATE__________

ADDRESS__________________ AGE___________

Name of drug: Ciloxan 0.3%

Amount of drug: soln 5 ml

Sig: ī gtt q2h OD × 3d qid × 5d

Refills ×1　　Dr.______________________

Registration Number______________

Interchange is mandated unless
the practitioner writes the words
"No Substitution" in this space

圖 12　眼藥處方例

需要注意的是，這些縮寫中有些可能很容易被誤解爲其他意義的縮寫，因此使用時要小心，並確保處方醫師與藥師清楚理解。

第五節　處方例

一、眼鏡處方一例

這個處方例（下圖）是給一患有近視和散光的病人開的。處方顯示右眼（OD）需要一個球面矯正爲 -1.50 diopter 和柱面矯正爲 -0.50D（diopter）的鏡片，柱鏡軸位於 180°。左眼（OS）需要一個球面矯正爲 -2.00D 和柱面矯正爲 -0.75D 的鏡片，柱鏡軸位於 150°。處方還可指明鏡片的老花矯正值（Add）（N.V），以及菱鏡的矯正值。處方醫師也可以指定鏡片的類型和任何其他特徵，例如防反射塗層或漸進式老花鏡片。

Doctor's Name

Address

PHONE NUMBER

FOR__________ DATE__________

ADDRESS__________

Rx		SPHERICAL	CYLINDRICAL	AXIS	PRISM	BASE
D.V.	O.D.	-1.50	-0.50	180		
	O.S.	-2.00	-0.75	150		
N.V.	O.D.	+1.50				
	O.S.	+1.50				

REMARKS__________

DR.__________

圖 13　眼鏡處方例

二、隱形眼鏡處方一例

OD: -3.25 sphere, -0.75 cylinder, 180 axis, BC 8.6, DIA 14.2

OS: -2.75 sphere, -1.00 cylinder, 160 axis, BC 8.6, DIA 14.2

此處方例是給一位患有近視（近視眼）和散光的病人配戴的隱形眼鏡。處方顯示右眼（OD）需要一個球面矯正爲 -3.25D 和柱面矯正爲 -0.75D 的鏡片，柱鏡軸位於 180°。左眼（OS）需要一個球面矯正爲 -2.75D 和柱面矯正爲 -1.00D 的鏡片，柱鏡軸位於 160°。

除了屈光度矯正，處方還包括隱形眼鏡的基弧（BC）和直徑（DIA），這對於確保合適的貼合度和足夠的氧氣供應到角膜是很重要的。基弧和直徑測量值是特定於每個人的眼睛形狀和大小，並由處方眼科醫師或視光眼科醫師在配戴隱形眼鏡時決定。

三、太陽眼鏡處方一例

OD: -2.50 sphere, -1.00 cylinder, 180 axis, polarized lenses

OS: -2.25 sphere, -0.75 cylinder, 160 axis, polarized lenses

這個處方是爲了給一位患有近視（近視眼）和散光的人配戴的太陽眼鏡。處方顯示右眼（OD）需要一個球面矯正爲 -2.50D 和柱面矯正爲 -1.00D 的鏡片，柱鏡軸位於 180°。左眼（OS）需要一個球面矯正爲 -2.25D 和柱面矯正爲 -0.75D 的鏡片，柱鏡軸位於 160°。

除了屈光度矯正，處方還指定了偏光鏡片，可以減少強光照射和提高在明亮戶外條件下的對比度。處方還可以指定任何其他功能，例如會在陽光下變暗的變色鏡片，或針對特定活動（如駕駛或運動）的染色鏡片。處方眼科醫師或視光眼科醫師可以根據病人的視覺需求和生活方式，提供最佳鏡片選擇的建議。

參考文獻

【1】 Ophthalmology in Taiwan https://www.sciencedirect.com/science/article/pii/S2211505614000271

【2】 https://www.ncbi.nlm.nih.gov/pmc/articles/PMC9101402/#:%20~:text=According%20to%20the%20Ministry%20of,%25%20%5B3%2C4%5D

【3】 https://pubmed.ncbi.nlm.nih.gov/28341010/#:~:text=Currently%2C%20there%20are%20about%201600, connect%20with%20international%20ophthalmic%20societies

【4】 https://www.ncbi.nlm.nih.gov/pmc/articles/PMC7478203/

【5】 https://www.ncbi.nlm.nih.gov/pmc/articles/PMC6722537/#:~:text=Prevalence%20and%20Incidence%20in%20Taiwan,25%2C26%2C27%5D

【6】 https://www.nature.com/articles/s41598-018-25864-0/#:%20~:text=In%20Taiwan%2C%20the%20prevalence%20of,aged%20%E2%89%A580%20years3

【7】 https://bmjopen.bmj.com/content/12/4/e054111

【8】 https://www.nature.com/articles/s41598-020-74815-1

【9】 https://www.intechopen.com/chapters/84044

【10】 https://www.ncbi.nlm.nih.gov/books/NBK557852/

【11】 https://www.ajmc.com/view/a-timeline-of-covid19-developments-in-2020

【12】 https://time.com/5826025/taiwan-who-trump-coronavirus-covid19/

【13】 https://www.mayoclinic.org/diseases-conditions/coronavirus/in-depth/

different-types-of-covid-19-vaccines/art-20506465

〔14〕https://www.ncbi.nlm.nih.gov/pmc/articles/PMC7778857/#:~:text=SARS%2DCoV%2D2%20is%20an,receptor%20%5B2%2C%203%5D

〔15〕https://www.ncbi.nlm.nih.gov/pmc/articles/PMC7293510/

〔16〕https://www.ncbi.nlm.nih.gov/books/NBK8174/

〔17〕https://www.ncbi.nlm.nih.gov/pmc/articles/PMC7205172/

〔18〕White ML, Chodosh J. Herpes simplex virus keratitis: a treatment guideline – June 2014. American Academy of Ophthalmology. 見 https://www.aao.org/clinical-statement/herpes-simplex-virus-keratitis-treatment-guideline

〔19〕https://www.ncbi.nlm.nih.gov/pmc/articles/PMC7465925/

〔20〕https://www.shingrix.com/

〔21〕Jeng BH. Herpes Zoster Eye Disease: New Ways to Combat an Old Foe? Ophthalmology. 2018;125(11):1671-1674.

〔22〕https://www.ncbi.nlm.nih.gov/books/NBK541034/#:%20~:text=Infectious%20conjunctivitis%20can%20result%20from,most%20common%20pathogen%20being%20adenovirus.1):1671-74

〔23〕https://www.arthritis.org/drug-guide/corticosteroids/corticosteroids

〔24〕https://www.aao.org/eyenet/article/savvy-steroid-use

〔25〕https://www.ncbi.nlm.nih.gov/books/NBK8406/

〔26〕Chen YY, Liu SH, Nurmatov U, et al. Antibiotics versus placebo for acute bacterial conjunctivitis. Cochrane Database Syst Rev. 2023 Mar 13;3:CD001211.

〔27〕https://www.sciencedirect.com/topics/agricultural-and-biological-sciences/chloramphenicol/#:%20~:text=Chloramphenicol%2C%20a%20broad%20spectrum%20antibiotic,possibility%20of%20bone%20marrow%20aplasia

〔28〕Flach AJ. Fatal aplastic anemia following topical administration of ophthalmic chloramphenicol. Am J Ophthalmol. 1982 Sep;94(3):420-2.

〔29〕West BC, DeVault GA, Clement JC, Williams DM. Aplastic anemia associated with parenteral chloramphenicol: review of 10 cases, including the second case of possible increased risk with cimetidine. Rev Infect Dis. 1988 Sep-Oct;10(5):1048-51.

〔30〕https://www.ophthalmologytimes.com/view/armor-study-keeping-pace-with-microbial-resistance-to-antibiotics

〔31〕U.S. Food and Drug Administration. Drug Safety Communication: FDA warns about increased risk of ruptures or tears in the aorta blood vessel with fluoroquinolone antibiotics in certain patients. December 20, 2018. 見 https://www.fda.gove/DrugSafety/ucm628753.htm.

〔32〕Rubin R. Overdiagnosis of penicillin allergy leads to costly, inappropriate treatment. JAMA. 2018; 320(18): 1846-48

〔33〕https://www.reviewofoptometry.com/publications/2019-ophthalmic-drug-guide

〔34〕https://www.reviewofophthalmology.com/article/visual-fields-what-tests-to-use-and-when

〔35〕https://ohts.wustl.edu/wp-content/uploads/2018/05/36-Brandt-2007-Central-Corneal-Thickness.pdf

〔36〕Hong SW, Koenigsmana H, Ren R, et al. Glaucoma Specialist Optic Disc Margin, Rim Margin, and Rim Width Discordance in Glaucoma and Glaucoma Suspect Eyes. Am J Ophthalmol. 2018; 192(8):65-76.

〔37〕Razeghinejad MR, Lee D. Managing Normal-Tension Glaucoma by Lowering the Intraocular Pressure. Surv Ophthalmol. 2019; 64(1):101-16.

〔38〕Collaborative Normal-Tension Glaucoma Study Group. The effectiveness intraocular pressure reduction in the treatment of normal-tension glaucoma. Am J Ophthalmol 1998; 126:498-505.

〔39〕Adeghate J, Rahmatnejad K, Waisbourd M, Katz LJ. Intraocular pressure – independent management of normal-tension glaucoma. Surv Ophthalmol. 2019; 64(1): 101-10.

〔40〕https://www.icare-world.com/us/product/icare-home/

〔41〕https://www.ophthalmologyglaucoma.org/article/S2589-4196 (21)00043-0/fulltext

〔42〕https://bjo.bmj.com/content/105/10/1383

〔43〕https://jamanetwork.com/journals/jamaophthalmology/fullarticle/270929

〔44〕Lowry EA, Mansberger SL. Characteristics of patients receiving treatment who deny a diagnosis glaucoma or elevated intraocular pressure in the United States. J Glaucoma. 2018 Nov;27(11):1029-1031

〔45〕Tanna AP, Johnson M. Rho kinase inhibitors as a novel treatment for glaucoma and ocular hypertension. Ophthalmology. 2018;125(11):1741-56.

〔46〕https://www.ncbi.nlm.nih.gov/pmc/articles/PMC5992498/#: ~:text=Cataract%20extraction%20removes%20the%20phacomorphic%20factor%20in%20open%20angle%20glaucoma.&text=The%20ability%20of%20cataract%20surgery,angle%20glaucoma%20(POAG)%20patients

〔47〕Doug Rett, OD, FAAO. Primary Care Optometry News. March 28, 2018.

〔48〕Meurs I, Thepass G, Stuij A, et al. Is a pillow a risk factor in glaucoma. Acta Ophthalmologica. 2018;96(8):795-99.

〔49〕Meier NF, Lee DC, Sui X, Blair SN. Physical activity, cardiorespiratory fitness, and incident glaucoma. Med Sci Sports Exerc. 2018;50(11):2253-58.

〔50〕Crist C. Staying fit might cut glaucoma risk. Reuters Health News. August 17, 2018

〔51〕https://www.aaojournal.org/article/S0161-6420(17)30944-2/fulltext

〔52〕https://pubmed.ncbi.nlm.nih.gov/30365973/

〔53〕Sit AJ, Quigley HA. Target IOP: to set or not to set? Glaucoma Today. 2018; 16(6): 42-45.

〔54〕Lowry EA, Mansberger SL. Characteristics of patients receiving treatment who deny a diagnosis glaucoma or elevated intraocular pressure in the United States. J Glaucoma. 2018 Nov; 27(11): 1029-1031

〔55〕Dirani M, Crowston JG, Wong TY. et al.「From reading books to increased smart device screen time.」Br J Ophthalmol. 2019; 103(1): 1-2.

〔56〕Wu P-C, Chuang M-N, Choi J, et al. Update in myopia and treatment strategy of atropine use in myopia control. Eye. 2019; 33: 3-13.

〔57〕Yam JC, Jiang Y, Tang SM, et al. Low-concentration atropine for myopia progression (LAMP) study. Ophthalmology. 2019; 126(1): 113-24.

〔58〕de Koning-Backus APM, Buitendijk GHS, Kiefte-de Jong JC, et al. Intake of vegetables, fruit, and fish is beneficial for age-related macular degeneration. Am J Ophthalmol. 2019; 198(2): 70-79.

〔59〕https://www.vuity.com/about-vuity

〔60〕https://www.tepezzahcp.com/tepezza-moa/#: ~:text=ACTION%20OF%20TEPEZZA, the%20course%20of%20the%20disease.&text=By%20inhibiting%20IGF%2D1R%2C%20TEPEZZA,the%20tissues%20behind%20the%20eye

〔61〕https://www.reviewofoptometry.com/article/dry-eye-drugs-whats-new-and-whats-next

〔62〕Deinema LA, Vingrys AJ, Wong CY, et al. A randomized, double-masked, placebo-controlled clinical trial of two forms of omega-3 supplements for treating dry eye disease. Ophthalmology. 2017 Jan; 124(1): 43-52.

〔63〕FDA. Oxervate Prescribing Information. www.accessdata.fda.gov/drugsatfda_docs/ label/2018/761094s000lbl.pdf.

〔64〕US Food and Drug Administration. FDA approves first drug for neurotrophic keratitis, a rare eye disease. www.fda.gov/NewsEvents/Newsroom/PressAnnouncements/ucm618047.htm

〔65〕Marmalidou A, Kheirkhah A, Dana R. Conjunctivochalasis: a systematic review. Surv Ophthalmol. 2018; 63(4): 554-64.

〔66〕https://medlineplus.gov/genetics/understanding/therapy/genetherapy/

〔67〕https://www.yourgenome.org/facts/what-is-crispr-cas9/

〔68〕https://www.fda.gov/consumers/consumer-updates/how-gene-therapy-can-cure-or-treat-diseases

〔69〕https://www.nih.gov/news-events/news-releases/nih-launches-first-us-clinical-trial-patient-derived-stem-cell-therapy-replace-dying-cells-retina

〔70〕https://en.wikipedia.org/wiki/CRISPR_gene_editing#/media/File: GRNA-Cas9.svg

〔71〕https://www.fda.gov/drugs/generic-drugs/generic-drug-facts#:~:text=Generic%20medicines%20work%20the%20same%20as%20brand%2Dname%20medicines&text=A%20generic%20medicine%20is%20required,as%20their%20brand%2Dname%20counterparts

〔72〕https://www.nafdac.gov.ng/public-alert-no-04-2023-who-alert-on-tetracycline-hydrochloride-ophthalmic-ointment-usp-1/

〔73〕https://www.nytimes.com/article/eye-drops-recall-explained.html#:~:

text=What%20eye%20drops%20have%20been,of%20the%20bacteria%20Pseudomonas%20aeruginosa

【74】2023 年 10 月 31 日的紐約時報：FDA warns consumers not to purchase or use certain eye drops from several major brands due to risk of eye infection.

國家圖書館出版品預行編目(CIP)資料

臨床眼疾病藥物學／鄭宏銘著. --初版. -- 臺北市：五南圖書出版股份有限公司, 2024.02
面；　公分
ISBN 978-626-393-009-4(平裝)

1.CST: 眼科　2.CST: 眼部疾病
3.CST: 眼科藥物治療

416.7052　　113000633

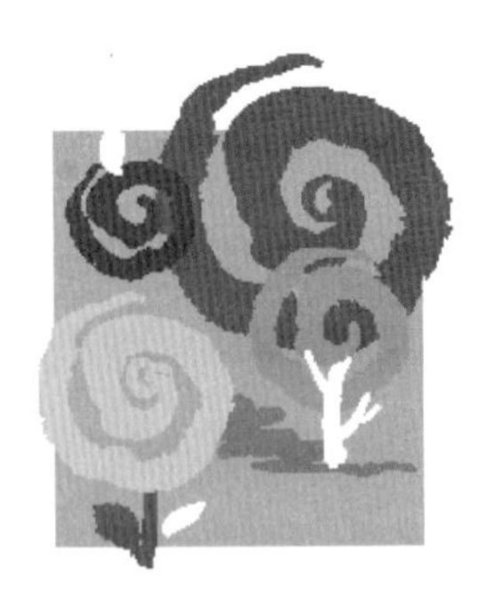

5JOU

臨床眼疾病藥物學

作　　者 — 鄭宏銘（384.5）
發 行 人 — 楊榮川
總 經 理 — 楊士清
總 編 輯 — 楊秀麗
副總編輯 — 王俐文
責任編輯 — 金明芬
封面設計 — 封怡彤
出 版 者 — 五南圖書出版股份有限公司
地　　址：106台北市大安區和平東路二段339號4樓
電　　話：(02)2705-5066　　傳　　真：(02)2706-6100
網　　址：https://www.wunan.com.tw
電子郵件：wunan@wunan.com.tw
劃撥帳號：01068953
戶　　名：五南圖書出版股份有限公司
法律顧問　林勝安律師
出版日期　2024年2月初版一刷
定　　價　新臺幣550元